自分の

「人間関係がうまくいかない」を治した精神科医の方法

西脇俊二

WANI BOOKS

はじめに

この本を手に取ってくださった方は、人間関係にまつわる「生きづらさ」を抱えている方だと思います。

「会話がうまく続けられず、友人や同僚と親しくなれない」
「自分の何気ないひと言で、なぜか相手を怒らせてしまう」
「自分は変わっていて、人に理解してもらえない」
「学校や会社での、集団行動が苦手だ」
「職場で人間関係がうまくいかず、転職を繰り返してばかりいる」

人間関係がうまくいかない場合、プライベートも充実しにくく、生きていても楽しくない――といった気持ちになります。

さらには、普段の心の状態にまで影響が及び、勉強でも仕事でも結果が出にくくなったりします。

つまり「人付き合い」がうまくいかないと、人生のあらゆる局面でうまくいかなくなり、結果的に「生きづらい」と感じるものなのです。

その苦しさは、僕にもよ〜くわかります。

なぜなら、中学生の頃から30代半ばまで20年以上、僕もみなさんと同じように苦しみ、もがき続けていたからです。

「西脇先生は、精神科医でしょう？　人の悩みを聞いて、心の問題をスパッと解決することが仕事のはずなのに、自分自身のことで悩んでいたんですか？」

そんな声も聞こえてきそうですね。お恥ずかしい話ですが、答えは「イエス」。

「人の心を治す」という職についていながら、若き日の僕は周りへの違和感ばかり抱え、心はグラグラと不安定に揺れていたのです。ときには生きるのがつらくて仕方ないこともありました。

もちろん、本業はなんとかきちんとこなし、勤務先での僕の評価はむしろ「高い」ほうでした。

ただ、仕事から解放されると、「なぜ自分は人間関係がうまくいかないのか」という問いへの答えを求め、学会などさまざまな集まりに参加したり、文献をあさったり、「すごい」と評判のセミナー講師の高額な講義を受けに行ったり。

かなりの時間とお金を、自己投資に費やしました。

「数日間連続で座り続け、自分自身を見つめ直す」という精神療法（内観法）に取り組んだことさえあります。

「自分がなぜ生きづらいかの答えは、医学以外の分野にあるのではないか」と思い詰め、そんな試行錯誤を繰り返していたのですが……。意外なことに、本業である精神医学の最先端を学ぶことで、答えはすんなりと見つかりました。

そして実生活で「治療」を重ね、それからようやく僕の人生は大きく好転し始めたのです。

精神科医である僕がようやくたどりついた答え。

それは「発達障がい」という、生まれつきの脳の機能障がいでした。

なかでも僕は、アスペルガー症候群（AS）とADHD（**注意欠如・多動症、注意欠陥・多動性障害とも**）、二つの要素をあわせもっていることがわかったのです。

僕は過去に11年間、国立の重度知的障がい児施設に勤め、施設改革にまで携わりました。その頃、子供たちを診察しながら勉強していくうちに、ある日「自分はまさに発達障がいだったんだ」と気づいたのです。

それからの僕は、発達障がいの専門家としてのキャリアを深めながら、自分の発達障がいからくる生きづらさを解消していきました。

人間関係の築き方や深め方を意識的に改善し、相手と気持ちのよい関係を結ぶよう自分を変えていったのです。

「人間関係がうまくいかない理由・生きづらさの理由は発達障がいにあったのだ」と気づいてからは、

○空気が読めずに勝手な行動をしてしまう
○よく人の話をちゃんと聞けと言われる

○相手にかまわず自分の気持ちばかり優先してしまう
○短期集中はできても計画性ゼロ
——など、僕自身が悩んでいたさまざまなことがストンと腹に落ちました。

また「生きづらさから抜け出す」簡単な方法に目覚めたため、いろいろな局面で「ここはこう振る舞ったほうがよさそうだ」と察知できるようになり、対人トラブルの数は激減。人間関係も（以前に比べれば）すこぶる良好になりました。

すでに30代になっていましたが「大人になっても、生き方はまだまだ変えられるのか！」と驚きました。

しかしお恥ずかしい話ですが、精神科医でさえ30代半ばまで自分が発達障がいだとわからなかったのです。それも、仕事でたまたま知的障がい児たちと深く接する機会に恵まれたからこそ、気づくことができたのです。

そう考えると、医療に関心の低い一般の方が、自分が発達障がいであると気づける確率は、相当低くなるはずです。

50代半ばとなった今。

「発達障がいと気づかないまま苦しんでいる人を、一人でも減らしたい」

そんな思いに駆られ、メディアへの出演やテレビドラマの監修、講演活動などを通して、発達障がいにまつわる啓蒙《けいもう》活動に努めています。

「僕自身、発達障がいだと気づかなかったせいで、苦しむ時期が長引いてしまった」という事実を、多くの人にお伝えしたいからです。

また、臨床に携わる精神科医として、「発達障がいであること」を軽く見ないでほしいという悲願もあります。なぜなら発達障がいの人は、二次障がいを生みやすい状態にあるからです。

わかりやすく言うと、「うつ病」などと心の病気として診断された場合。その大きな要因として、発達障がいが背景にあるケースが非常に多いのです。

たとえば、こんな事例を想像してみてください。

「発達障がいのせいで人間関係にトラブルが絶えず、遅刻や仕事上のミスが多い」という人が、職場にいづらくなり「うつ病」と診断される事例は、珍しくありません。

その人が精神科や心療内科を受診したとき、ほとんどの医師は「うつ病からくる症状を和らげよう」として向精神薬を処方することでしょう。もちろん、それは間違ってはいませんが、その段階で終わっては、問題の一面にしか対処できていません。

「発達障がいであるため、人間関係にトラブルが絶えず、遅刻や仕事上のミスが多い」という、その人の本来の属性を知り、生き抜く術《すべ》を身につけるよう導くことこそ、本来は重要であるはずです。


誤解のないように申し添えておくと、発達障がいは治りません。

簡単に言うと、脳のある部分がうまく機能しないことが発達障がいの原因です。その不具合自体を、薬などの医療の力で解決することは、現段階では不可能です。

ただ発達障がいの人は「得意なこと」と「不得意なこと」が、比較的ハッキリしていることが多いもの。

「得意な面をひたすら伸ばし、不得意な面は無理せずそこそこに」

そんな原則を意識するだけでも、とても生きやすくなります。つまり、早く気づいた人から幸せになれる。それが「発達障がい」という神のギフト（贈り物）の特徴です。

「アスペルガーや他の発達障がいの人も、脳や心にどんな癖がある人も、みんなが幸せになってほしい」

僕はいつもそう願っています。また、それは自分自身を知り、正しく対策を立てることで可能になるはずです。僕のように、たとえ年齢を重ねてからでも、です。

本書が、あなたの生きづらさを軽くすることに、少しでも役立ちますように。

２０１８年７月◉西脇俊二

CONTENTS

第2章

自分の「人間関係がうまくいかない」を治した精神科医の方法

CONTENTS

第3章

「人間関係がうまくいかない人」への対処法

―もしも周りに生きづらい人がいたら―

CONTENTS

第1章

「人間関係がうまくいかない」代表例

―精神科医の僕もそうでした―

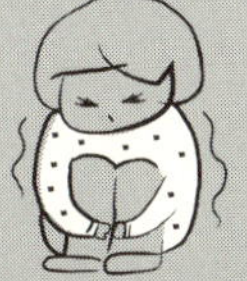

人付き合い・友だち付き合いが苦手

幼稚園のときから〝不登校〟だった

まず自分のことからお話ししましょう。僕はいま思うと、すでに幼稚園の頃から周りの子たちとは少し違っていたようです。

まず幼稚園がいやで、ほとんど〝不登園〟だったのです。

場所がちょっと遠いということもあったし、お寺の敷地でやっている幼稚園で、園長がお坊さん。その雰囲気が合わなくて、なんだかいやでした。

子供って、ちょっといやだなあと思うと全部いやになってしまうことがありますよね。仲良しの子でも、何かいやなところを見つけると、その子を全部拒否してしまっ

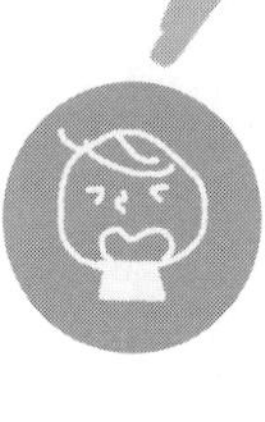

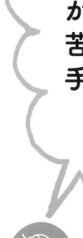

たり、嫌いな子が一人いるだけで、幼稚園全部が嫌いになったりします。

僕も雰囲気がいやで、幼稚園に行かずに家にいたら、あるとき先生が迎えに来たのです。虫かごみたいな容器に入ったお菓子を手に持って、玄関先に立っていました。

それを見て、僕はよけいにいやになってしまいました。「ほら、おいで、おいで」って、猿じゃないんだからなんて感じて、なおさらいやになり、その幼稚園はやめてしまいました。

一ついやになると全部否定してしまうことを「全拒否（トータルリジェクション）」といいますが、これは発達障がいの一種であるアスペルガー症候群の人に多いのです。

僕の場合、幼稚園の頃すでにその芽が出ていたのかな、という気がします。

叱られても感情が動かない子供

親にとっても僕は扱いにくい子供だったようです。

僕の母親にはややヒステリー傾向があって、ときどきワーッと騒ぐことがありましたが、僕は怒られても泣きもせずにじーっと黙っていたり、誰かに怒鳴られても「この人、なぜ怒鳴っているんだろう」という顔で相手を見ていたらしいです。ほかの子供のように感情的な反応が出なかったのです。

父親のほうは、アスペルガーの典型といってもいい人でした。

父は、酒やタバコから何でも扱う今のスーパーのような店を営んでいました。僕の小さい頃は周囲にスーパーもコンビニもなく、店をやれば何でもモノが売れた時代で、けっこう儲《もう》かっていたはずです。

それで覚えているのが、お客さんから「夜配達してくれるはずの注文品が届かない」と連絡が入っているのに、父は「じゃあ、明日届けますので」とか言っているのです。自分が忘れてお客さんを困らせているのだから、すぐに持って飛んで行くのが当然です。それを「もう寝てるから明日」なんて言っている。しかも棒読みしているようなしゃべり方なのです。

そのとき、自分の父親は何か変だなと思いました。

相手が今どういう気持ちでいるかを想像できず、自分の都合を優先させてしまう。感情表現が乏しく、商売をやっているのに愛想の一つも言えない。こういう傾向は、アスペルガーの特徴の一つなのです。

そして、叱られても感情の動かない子供だった僕の気質は、アスペルガーの特徴を持った父親の気質に関わりがあるのだろうと思わざるを得ないわけです。

好き嫌いが激しくケーキさえ食べない

好き嫌いも激しい子供でした。食べられないものがすごく多かった。まず白いご飯が嫌いだったし、ネギ類もだめ、それに子供なのに甘いものが嫌いでした。

甘い菓子を食べると気持ち悪くなるので、自分の誕生日にケーキも食べませんでした。ケーキを初めてまともに食べたのは、大学2年くらいのときです。

ご飯は、嫌いでも食べないと親は怒るし、「半分でいい」とか言うとがばっと盛られてしまうので、「茶碗の5分の2にして」などと細かいことを言って抵抗していました。

温かくないご飯はもっと嫌いだったので、お寿司は大学に入るまで食べなかったのです。

茶色っぽい食べ物も嫌い。油揚げや椎茸は食べないし、給食のサラダに干しぶどうが入っているとよけていました。

ぬるぬるしたものも苦手で、貝類やトマトもだめ。

子供のときは、多少の好き嫌いはあってもモリモリ食べるのが普通なのに、あれもだめ、これもいやという、じつに面倒臭い子供だったのです。

相手を傷つけるようなことをズケズケ言う

そんな僕が、小学校時代はお山の大将みたいになって威張っていました。

同学年の子よりも年上の子たちと付き合うことが多くて、5年生のときには中学生とばかり遊んでいました。周りも僕を〝さん付け〟で呼んでいたりして、小6や中1の子が僕をずっと先輩だと思い込んでいることもありました。

言うこともやることも、顔も老けていたんでしょう。

よく遊んでいた中学生に、ずいぶんあとになってから僕が5年生だとわかって、びっくりされたりしました。

児童会長もやりましたが、その頃の僕は思ったことをズケズケ言うし、相手を傷つけるようなことも相当言っていたはずです。

あんまり人付き合いはよくないな、というのは自分でもわかっていたし、周りからしても僕は付き合いにくい相手だったろうと思います。

おまけに先生がなんとなく僕を特別扱いして、えこひいきに近いことをしていたのです。

そりゃほかの子たちは快く思いませんよね。だから、人付き合いはよくないし、自分でも自分があんまり好きじゃなかったというのが、僕の子供時代です。


そうした子供時代の影響もあると思いますが、いまだに自分は人見知りが強くて、なかなか人と最初から打ち解けられないのです。

精神科医として働き始めた当初もそうでした。

客観的に見たら、〝人見知りの精神科医〟というのは相当問題ありです。

いつも表情が硬いものだから、患者さんから、「もしかして怒っているんですか？」と言われたこともあります。

そんな僕でも、自分の発達障がいを理解するようになって、症状とも折り合いをつけて社会生活を送っています。

「生きづらさ」を感じてしまうとき、その原因を知ることで解決への道筋が見え、すーっと心が楽になることがあります。

僕自身が今まで経験してきたことから、そうしたヒントを伝えられたらと思います。

発達障がいやアスペルガーについて

ここで、この本で何度か使うことになる精神医学上の用語について、簡単に説明しておきます。

近年よく耳にするようになった用語として、発達障がい、アスペルガー、多動症などがあり、ADHDやASなどの英字表記も目にします。しかし、その中身も区分もはっきりせず、実際に正しく理解している人は少ないのではないかと思います。細かい説明を始めるとあまりに専門的になるので、以下に基本の定義を述べておきます。

●発達障がい

自閉症、アスペルガー症候群、その他の広汎性発達障がい、学習障がい、注意欠陥・多動性障がい、その他これに類する脳機能の障がいの総称で、その症状が通常低年齢時に発現するもの。ただし大人になってから発達障がいと診断されることもあります。

●アスペルガー症候群（AS）

発達障がいの一つで、コミュニケーション能力や社会性、想像力に障がいがあり、対人関係がうまく築けない障がいのこと。知的障がいを伴わない自閉症の一種と説明されることもあります。

言葉によるコミュニケーションはできるが相手に共感したり気持ちを汲んだりすることが苦手で、限定された物事にこだわりや興味をもつという傾向があり、「変わった人」と思われたり、周りの人が理解に苦しむというケースが少なくありません。

●注意欠陥・多動性障がい（ADHD）

いわゆる多動症と呼ばれるものがこれ。年齢に相応した言動ができず、不注意・多動（じっとしていない）・衝動性（不意に予想外の行動をとる）などの症状が複数見られる障がいのことです。

●自閉症スペクトラム障がい（ASD）

自閉症やアスペルガー症候群などの障がいを統合した診断名で、2013年にアメリカ精神医学会が統一呼称として提唱したもの。コミュニケーション・対人関係の困難さ、限定された行動・興味、反復行動などが特徴です。

とりあえず以上のことを知っていただければいいと思います。

僕自身は、ASプラスADHDの両方の要素があります。アスペルガーであり多動症の要素もあるのですが、こういう人間もなんとか社会生活ができるのです。実際、世間で現在活躍されている著名な人たちにも、ASDやADHDだという人はたくさんいます。

発達障がいやアスペルガー症候群と診断される人は、世の中にけっして少なくないこと。基本的に、それらは脳機能の何らかの障がいによるもので、「生きづらさ」の多くは、脳機能の問題から生じるということ。

それらをまず理解していただければ、ここでは十分です。

段取りが悪く計画的な実行ができない

短期集中はできても計画性ゼロ

小学校時代の僕はラジコン少年で、飛行機とか自動車とか、徹夜してまでひたすら作っていました。

エンジン付きの大型模型なので、小学3～4年生レベルだと普通は手を出しません。しかも1台作るのに3か月近くかかるのです。

好きなことにはのめり込んでしまう、という部分はたしかにありました。「限定された物事へのこだわり・興味」というアスペルガー的特徴が表れていると言われれば、そうなのかもしれません。

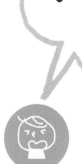

模型作りは得意でしたが、仕上げで色を塗るときにはみ出るなどの失敗がよくあり、母には「あなたは最後が甘いんだ」とよく言われていました。

いつもあなたはこうだ、と親に言われているうちに、自分にも「仕上げが甘い、詰めが甘い」と刷り込まれてしまったような気がします。

好きなことにはのめり込む一方、思春期から大学にかけては、学校の試験勉強はほとんど一夜漬けです。ずっとそうでした。

短期集中の典型で、その気になると、話しかけられてもわからないくらい集中力を発揮しますが、終わればさーっと忘れてしまう。その繰り返しでした。

毎回反省して、これじゃだめだな、今度こそちゃんと計画を立ててやろうと思うのに、結局できないのです。

何事も段取りが悪い「実行機能障がい」

どうも僕は段取りを頭の中で組み立てることができず、コツコツ勉強するのを習慣づけるとか、中長期的な計画を立てるとか、そういうのができないのです。
じつは社会に出て仕事をするようになってからも、その点は変えられませんでした。

これは精神医学では「実行機能障がい」といわれるもので、物事を計画して、実際に行動に移すことがむずかしいという症状なのです。
認知症の症状の一つとしても知られていますが、これには以下のような特徴があります。

- **何事も段取りが悪い**
- **優先順位がつけられない**
- **ものごとの要点が絞り込めない**
- **予期しないことが起きるとパニックになってしまう**
- **一つのことにこだわってしまい、なかなか前に進めない** など。

実行力がないと判断されるとき、本人のやる気とか意志の強さ、モチベーションとの関わりをすぐ考えてしまいがちですが、脳機能の障がいからきているケースがあることも知っておいてほしいと思います。

大学の同期には、僕と正反対の成績優秀な男がいました。

あの開成高校（東大合格者多数の進学校）に合格したのに、あえて地元岩手の高校から医学部へ入った、ものすごく真面目な男でした。

彼がまさに僕と対極で、授業をしっかり受けては、必ず予習・復習をコツコツやっていたのです。

じつは「実行機能障がい」の対処法としても、予定を組んだら、予習→実行→復習と、一つ終わったら次へ、終わったらまた次の一つへと、具体的に作業を進めるよう指示することが有効だといわれています。

「いつ・どこで・何を・どのように・行う」と「どんな結果」がもたらされるか、個々を具体的にリストに書き出すなどして見通しを与えると、実行がスムースになるのです。

優秀だった彼は、それらを自分の頭の中でしっかりイメージできていたのです。

彼を少しでも見習うことができたら、僕も変わっていたのかもしれません。

人の気持ちがわからない・人の心を読むことができない

異性と付き合うことの意味がわからない

中学時代は、バレンタインデーが近づくと周りがソワソワしてきますね。

僕も何度かチョコレートをもらったりしましたが、「男女で付き合う」ということにまったく関心が持てず、「結婚もしないのに、付き合う意味なんてない」と思っていました。

バレンタインデーの前日、クラスの女子に「○○さんが会いたいと言ってるから、明日早く来て」と言われて、結局次の日、遅刻してしまったことがあります。

「ごめん、忘れてた」と言ったらすごく怒られ、「ひどい！」となって、女子みんなが厳しい目で僕を見るわけです。

僕としてみれば〝勝手に人を呼んでおいて、怒るのはなんなんだ〟という思いです。すっぽかされた相手の気持ちを考えようともしないのです。

周りの男子も中3にもなると、「デートした」とか「付き合い始めた」とかよく話しているのですが、僕は（付き合うとか付き合わないとか、なんでそういう意味のないことをやってるんだろう）と感じていました。

ただの愛想も好意と勘違いしてしまう

人の気持ちを考えたり、行動や表情から相手の心を読むことができない――。

これもアスペルガーの特徴と言えます。

アスペルガー症候群の人は、何かのときに異性に優しくされたりすると、すぐ「私に好意を持っている」と思い込みがちです。決めつけてはいけませんが、そういう傾向が強いとされます。

男性だと、ファミレスやファストフードの店員さんや、握手会でのアイドルが業務用のスマイルで応対してくれたのを、「僕のことを好いている」と思い込んでしまうことも多々あります。

そうする理由があってしているのに、そこが読めなくて、表面だけ見て「好意を持っている」と短絡してしまう。一方的にそう思い込む。気をつけないとストーカーにも発展しかねない部分もあるわけです。

僕はアスペルガーでも、付き合うとか異性の好意などに意味を感じなかったので（**それも僕の変わっている点なのでしょう**）、どの子が好きとか、誰と付き合うとか、そのたぐいの雑談には加わりませんでした。

そんな話をしても僕は何も面白くないのです。だから、昼休みはよく机に突っ伏して寝ていましたね。

共感性ゼロで人の痛みがわからない

このように昔のことを書いていくと、僕は人と違いすぎて、仲間外れになっていたのではないかと心配する方もいるかもしれません。

群れたり徒党を組むのは好きではありませんでしたが、けっしてのけ者になったりはしませんでした。

変わっていても、よくできることもいくつかあったせいかもしれません。

僕はずっとバスケ部で、走るのは得意でした。校内のマラソン大会では高校卒業までずっと1位で、短距離も速かったのです。成績もまあそこそこ。そのせいか、人付き合いはよくないものの、小中高と仲間外れになるようなことはありませんでした。

疎外されやすいのは、共感性に乏しい言動ばかりする人なのです。

共感性に乏しいとはどういうことでしょうか。

僕が研修医のとき、こんなことがありました。

同僚の研修医数人と居酒屋へ行き、飲んでいるうち、一人が酔って机の角に頭をぶつけて流血したのです。

それを見た僕は冷静に、「血が出てますよ」と言いました。

すると周りに大ウケしてしまい、ワハハと笑っている同僚もいましたが、僕はなぜウケているのかわかりませんでした。

〝血が出てるって、見ればわかることなのに、手当てもせずにそれを冷静に指摘してどうするんだよ〟ということです。

それがおかしな発言だというのが、自分にはわからなかったのです。

頭をぶつけた同僚は、三針縫うほどのけっこうなケガでした。

このときの僕の反応は、「その場にふさわしくない、共感性に乏しい言動」の典型なわけです。しかも文字通り〝人の痛みがわかっていない〟発言をしているのです。

当時の僕は、まだ自分が発達障がいであるという認識はありません。

こんなことがあっても、よくみんな僕を疎外せずに仲間として扱ってくれたなと思います。

言葉の裏の意味に気づけない

思い返すと、研修医時代にはこういうこともありました。

研修医は白衣の下にネクタイ着用が決められていて、僕も毎日していました。

あるとき、僕はハイビスカス柄のネクタイをして患者さんの診察をしていました。

それを見た先輩のベテラン医師が、「君はネクタイが趣味なのか？」と言ったので、僕は普通に、「いいえ」と答えていました。

南方の花のハイビスカス柄は、どう見ても派手です。

診察室にはふさわしくなく、胸元から見えるネクタイに落ち着かない気分になる患者さんもいるかもしれません。

先輩の言葉には、「そんな派手なネクタイで診察して、どういう神経をしているんだ」という憤りと、嫌味というか忠告が含まれていたのに、僕はそれにまったく気づかず、「とくにネクタイが趣味ではない」ことだけを答えていたのです。

言葉の裏にある意味も、相手の本当の意図も読み取れずに、言葉をそのまま額面通りに受け取ってしまう。

これもアスペルガーの典型的症状であることを僕が知ったのは、ずいぶん後になってからのことです。

空気を読まない発言や行動をする

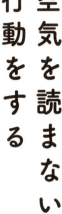

言わなくていいことを言ってしまう

いろいろ調べると、発達障がいの人には思春期の頃いじめに遭ったという人も多いのです。どこか人と違っていて、変わり者に見られるということもありますが、「空気を読まない発言」が発端になることも多いようです。

- **言わなくていいことを言ってしまう**
- **人が傷つくことを本人の前で言ってしまう**
- **言うべきタイミングがずれている**

など、発達障がいの人は、その場の空気や相手の気持ちを考えずに、頭に浮かんだことをそのまま口にしてしまうということがあります。

思春期の頃はなおさら敏感ですから、それでカチンときたり、馬鹿にしてやりたい気持ちを抱く連中が出てきて、目を付けられてしまうのです。

僕も中学くらいから、いわゆるＫＹ（空気を読まない）発言が多かったのです。

自分に好意を寄せてくれる女の子がいても、なぜか嫌味なことや相手が傷つくようなことを言ってしまう。

「付き合ってほしい」と言われて、その場で「いやです」と言ったこともあります。周りに人がいるのに。

こっちも嫌いじゃないのに、言わなくていいことを言うわけです。まるで空気が読めない。それで結局嫌われてしまうことが何度かありました。

大人になってからもそれは変わらずで、先に述べた研修医時代の「流血事件」や「ネクタイが趣味」の際の反応も、僕のＫＹぶりが表れた例と言えるでしょう。

自分の都合優先でＫＹな行動をとる

空気の読めなさは、発言だけでなく行動にも表れます。

僕は弘前《ひろさき》の大学時代にサーフィンに夢中になり、サークルにも入っていました。よくサークル仲間同士で集まって、喫茶店などで雑談をすることがありますね。同じ趣味の仲間といれば話が弾むのが普通ですが、僕はそういうときほとんど会話に入らず、「この場を出たい、早く帰って一人になりたい」と、そんなことばかり考えていました。明らかに一人浮いていた感じです。


研修医の一年目のときは、旅行で長期間休みをとった前例などなかったのに、新人の僕はインドへ旅行して12日間も休みました。

そのときは、夏休みがとれるというので事前に一番上の先生に聞きに行ったのです。「休みたいです」「いいよ」、「旅行に行きたいので」「ああ、行っといで」。

そういうやりとりがあって、留守中も患者さんに迷惑がかからないようにすべて手配をして行きました。

しかし、先輩でもせいぜい3日間の休みを2回とる程度で、長期の連続した休みはとらないのが医局での慣習でした。みんな暗黙の了解としてそれを守っていたのです。

僕はそれをまったく気にせず、行けるんだから行っていいはず、としか思いませんでした。あとで先輩にチクリとは言われましたが、翌年から、長期で海外に旅行する人が増えました。留守中の準備さえしっかりやれば休めるな、ということにみんな気づいたわけです。

僕のようなKY行動が、古い慣習を破ることに貢献することもあるのです。

「KY力」で古い体質や非合理を打ち破る

前項のように長期休暇をとるときは、普通ならあとで非難されないように、先輩方みんなに断りを入れて、しっかり「根回し」してから行くと思うのです。

ところが僕には根回しする発想さえなかった。

そういう点では、アスペルガーの人は〃気配りというものがほとんどできない〃と言われても仕方がないかもしれません。

しかし、根回しや気配りという感情面のことは抜きにして、自分が不在になる間の患者さんへの手配は完璧にしました。仕事への支障はない。だから「行けない理由はない」という合理的な考えをしていました。

人の感情のことは考えていないけれど極めて合理的な、「AI（人工知能）」みたいな考え方なんですね。

だから、空気を読まない人の「KY力」は、ある意味非常に合理的で、これを発揮すると、古い体質や壁をぶち破る現状打破・ブレイクスルーにつながることもあるのだと思います。

自分が主役のときでさえ空気を読まず

先程のケガの話のようにサークルの仲間との雑談も苦手でしたが、医者として働き始めてからも、いろいろな会合の後のパーティーが苦手です。

自分が講演する会合でさえ、その後の懇親会をすぐ抜け出して帰ってしまうことがあります。挨拶して名刺交換したら、あとはいいかなと……。

「主役がいない懇親会では申し訳ない」とは思わないのです。

人付き合いが悪いとは思うけれど、空気を読むということができないので、当然気配りもできないのです。

誤解されることもありますが、不愉快だから帰ってしまうわけではなく、ああいう大勢でガヤガヤした雑談の場というのが、どうも苦手なのです。


アスペルガーの人には、初対面の人が多い集まりがまったく苦手な人が多いけれど、なかには平気で雑談に加わってしゃべる人もいます。

参加しても、僕はたいていずっと黙っているので、「あの人、暗いね」と思われたこともありました。

会合が苦痛だという人は、無理せずに帰ってしまうのもいいと思うし、集まりの場はなるべく遠慮させてもらうことも考えていいと思います。

服装にはやたらとこだわるか無頓着

発達障がいの人は、身だしなみについても特徴的です。

たいてい、服装に異様にこだわるか、まったくの無頓着かという両極端です。

僕は極端まではいかないけれど、クローゼットのハンガーにかかっている服の向きを自分の気に入るように揃えるなど、妙なところにこだわりがありました。

小学4年の頃に買ってもらったジャイアンツ（読売巨人軍）のユニフォームを大事にして、自分で洗濯をしてアイロンをかけたりしていました。アイロンがけまでする小学生の男子ってあんまりいないでしょう。

外出するときに着る服やコーディネートが決まっていて、頑として譲らない人もいます。それが着られないと「今日は外へ出られません」となってしまう。

要するに一点だめなことがあると、全拒否になってしまう。

逆のケースもあって、あまりにもこだわりがないのでいつも同じ服ばかり着ている人もいます。

知り合いの医者に、若いときから徹底して服装に無頓着な男がいました。

シャツがはみ出ていようが、上下の組み合わせが変であろうが、気にしたことがないのです。身だしなみに対しても、その場の空気に合わせようという発想がないわけです。彼もアスペルガーでした。

五感が過敏で些細なことが気になる

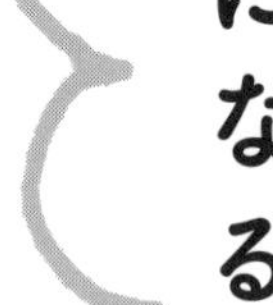

敏感すぎて外出すると疲れてしまう

いろいろなことに敏感すぎて困るという人が、世の中に増えています。視覚、聴覚、触覚、味覚、嗅覚、それら五感に対するノイズや刺激が、日本はとくに多いのだと思います。

発達障がいの人にも、感覚が過敏で些細なことが気になったり、小さなことにこだわるということが起こります。

たとえば、周りに人が多い場所や電車の中などで、人の話し声やノイズが気になってしょうがない。

どうにも気になるので、外出するときはイヤホンが欠かせなくなってしまう。

じつは僕も、出かけるときはずっとノイズキャンセリングのヘッドホンを使っています。僕の患者さんにも使っている人は多いです。もう必需品ですね。

また、街を歩くと、目からいろんな情報が飛び込んできて、目がチカチカしてきたり、眩《まぶ》しくていられない。それで曇りの日でもサングラスや目深にかぶれる帽子が欠かせない人もいます。

僕の場合、ギラギラした蛍光灯の明かりがだめで、飲食店でも蛍光灯の照明でやたらと明るいところは苦手です。出張で新幹線に乗ると、客室の蛍光灯がチカチカしてだんだんつらくなってくる。グリーン車だと照明が違うので、少し楽になるのですが、そう贅沢《ぜいたく》もしていられません。

ほかにも、人混みでの他人の匂いがだめで、夏でもマスクを外せないという人も過敏の例です。汗や化粧品の匂いのほか、洗濯用の柔軟剤の匂いがものすごく気になるという人もいますね。

ずっと過敏で不安を抱えて生きている

小学生くらいの子供だと、教室にいるとあらゆる音が増幅されたように聞こえたり、予測できないことをする子供たちが周りにいたりして、とにかく不安で、怖くてしょうがない、ということもあります。

こうなると不安神経症（全般性不安障がい）の分野になりますが、それで不登校になり、「生きづらさ」を抱えたまま大人になるというケースも少なくありません。

そうした子供時代を経て、大人になってからも「24時間不安を抱えて生きている」という方は、現実にいるのです。

感覚の過敏さに悩むようなことは、誰にでも多少はあります。
しかし、発達障がいの人は反応がよけい顕著に出やすいのです。
敏感すぎて困るというより、何かストレスを感じていると過敏さが増して、それでまたストレスがかかって悪循環に陥る、そういうパターンが多いです。
どうにも過敏で困ると感じたら、イヤホンでもサングラスでもマスクでも、「これで少し楽になる」という自衛策を早めに見つけるのが望ましいです。

僕は小さい頃、自分の髪の毛をさわられるのがいやで、絶対人にさわらせませんでした。髪を切らせないのでずっと長いままで（しかもなぜか赤やピンクの服が好きで）、よく女の子と間違われていました。

そんな風に、人にさわられるのが苦手だとか触覚が過敏だと思ったら、あえてまめにブラッシングして刺激に慣れるようにしたり、肌ざわりのいいものを身につけたり、触覚を鍛えるか、保護するか、遮断するか、いずれかの方法で自分を守るようにしたいですね。

それとストレスをなるべく増やさないこと。自分でストレスケアをすることです。ストレスケアとは、人が大勢いる場所にはなるべく行かないとか、苦痛の多い会合は避けるとか、可能な範囲で〝自分のストレスの元〟になるものを遠ざけることです。

ただ、現実にはこれがなかなかできないことが多いのです（※具体的な対処法については第2章でふれます）。

完璧主義で不平不満がやたらと多い

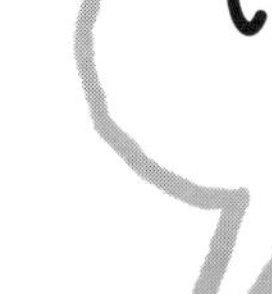

きちんと並んでいないと気が済まない

過敏さから、小さなことへの異常なこだわりが生じることがあります。

浴室のシャンプーとリンスや、洗面所の棚の化粧水の並び方が揃っていないといやだという人がいます。ラベルの向きも全部一定じゃないといやだと。

デスクの上の小物類や、会議室の机と椅子、資料の並べ方など、全部整然と並んでいないとイライラして我慢できないという人もいます。

自分の中のルールがあって、それに沿っていないと気が休まらないのです。

その程度のこだわりなら珍しくはありませんが、こだわりが度を越していくと、強迫神経症（強迫性障がい）になってしまうことがあります。

一日に何度手を洗っても、汚れているようでまた洗ってしまうとか、家の鍵をちゃんと締めたか気になって外出先から何度も帰ってきてしまう。そうした症状を強迫神経症といい、やはり何らかのストレスが原因になっています。

ルールを守らないことにカッとなる

自分のルールへの執着から、完璧主義者になっていく人もいます。するとルールを守れない人が許せなくなってくる。すぐイラッとしたりする。完璧主義者は怒りやすく、キレやすい（すぐカッとなる）傾向があります。

これはとても自慢できる話ではありませんが、研修医時代、僕は週一回東京から静岡の病院に通っていました。車で東名高速を毎週走るのですが、上り坂の追い越し車線で遅いトラックに道を塞がれたとき、即座にパッシング（上向きライトを付けて注意を促すこと）をしていました。

追い越し車線を遅い車が走っているのが許せず、「何やっているんだ、ルールを守れ！」とカッとなったわけです。

あとで思えば、トラックは別の遅いトラックを追い越すために追い越し車線に出ていたわけで、それをきちんと待つべきでした。でもそのときは「あのトラックが悪い」としか思っていなかったのです。

正直、僕は若いときはキレやすいということがありました。「みんな、なんでちゃんとやらないんだ」と一人で怒っているわけです。完璧主義の弊害ですが、周りはいやだったでしょうね。

自分がアスペルガーなんだとわかってから、意識して気をつけるようになりました。原因がわかると、自分の変な行動にも説明がつくのでスッキリしてきます。

思い込みから不平不満がつのる

妙なことへのこだわりでいうと、僕は小学生・中学生の頃、自分の唇が厚いのがいやで、「いつか整形手術を受けよう」と本気で思っていました。

家族にも「整形したい」と言っていて、「いやいや、そんな必要ないから」と言われるのですが、自分は「これは整形しないとだめだ」と思い込んでいたのです。

今はもう気にしていませんが、思春期には、自分の中に描いた理想が変なこだわりとなって増幅してしまうということがあります。

自分の顔の欠点を気にして実際に整形手術を受ける人がいますが、本人以外誰も欠点と思っていないこともあります。

本人の思い込みが拡大して、妄想みたいになっていき、自分は醜い、この顔では生きていけないと思い込む「醜形恐怖」という症状があります。

ここまでいくと精神の病なのですが、思い込みによって不平不満が増大することはよくあります。

人の話を全部否定してしまう

完璧主義の一つとして、自分の考えが全部正しいという思い込みもあります。

若いときの自分がそうでしたが、そういう人は人の話を最後まで聞かずに、いつも途中で遮ってしまう。全部否定してしまうのです。

だいたい普通の会話で、全部正確なことを話している人は少ないものです。曖昧なことも不正確なことも混じっているのが普通で、それでも会話は十分成立します。

僕はそういうのをいちいち「それは違います」と否定していました。相手の言っていることが少しでも間違っていると、医局で先輩と話しているときも遮るし、片っ端から人の話をカットしていたのです。

これでは会話が続かないし、相手もうんざりします。間違いを正したり、正論だけ言っていたって会話になるはずがない。だから友だち付き合いも広がらないわけです。

◯患者さんの話さえまともに聞かない

じつはこの癖は、自分が患者さんと向き合うときも続いていました。

患者さんは自分のことを知ってほしくて、自分の話を聞いてほしくて来院しているのに、話を途中で遮って、僕が一方的にしゃべりまくっていたのです。

先輩の医師に診察中のところを見られ、「君はディベート（論争）をやっているのか？」と怒られたこともあります。

診察になっていないし、人の話を聞いていないので、実際はディベートにさえなっていないのですが。

僕もさすがにこれではだめだと思い、最初にやったのはまず、しゃべらないこと。しゃべりたいと思っても、口を開くのは10回に1回にする。しゃべりたがる自分を抑えるために、口を手で押さえていましたね。あとはひたすら相手の話を最後まで聞く。聞き終わっても、すぐ「それは違う」とは言わないようにしました。反論するときも、「そうですね」といったん相手を肯定してそれから反論する、イエス・バット式で行うようにしました。

感情表現が下手で周りに理解されにくい

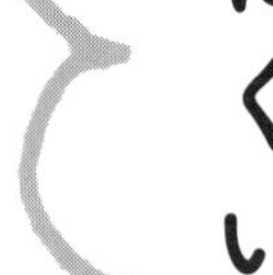

感情と表情が一致しない

僕はよくむっつりしていて、「怒っているのか」と思われることがありました。

見た目むっつりで、態度もぶっきらぼうだったから、「怖い人なんだろうと思っていたのに、意外とそうでもないんですね」と言われたこともあります。

アスペルガーの人は、表情が硬くて感情が出にくいという傾向があります。

そのときの気分が素直に顔に出にくいし、感情と表情が一致しないことが多い。

スポーツ選手やアーティストなどにたまにいますが、〝我が道を行く〟的な、独力でその分野の一流になったような人には、わりとアスペルガー的な人が多いのです。

喜んだり楽しんだりしているときでも顔が硬いので、いつも「つまらなそう」「楽しくなさそう」と思われたりします。

感情表現が下手だと、やはりコミュニケーション能力も低い。

そうなると普通の人間関係や恋愛関係がつくりにくくなります。

社会的には大成功していても、人間関係がとても寂しいとか、誰とも親しくできない人というのは、どんな分野にもいるのです。成功者なのに、どこか生きづらそうにしています。

テレビなどでそういう方を拝見すると、発達障がいの可能性を見てしまうし、僕たち精神科医などに相談してくれたら、また変わったかもしれないと思うことがあります。

個性として受け入れられるアスペルガー

芸人さんなどでは、アスペルガー的なところをそのまま自分のキャラクターにしている方もいますね。

空気を読まないとか、コミュニケーション力が不足していることが、ユニークな個性となっているのです。

場違いな言動で笑いを誘うこともありますが、ただ笑って終わるだけでなく、「こういう人いるよね」という共感にもつながっています。

映画やテレビドラマの登場人物にも、アスペルガー的設定はけっこう多く見られます。一風変わった夫婦生活を描いて大ヒットしたドラマの夫役など、完全にアスペルガーの設定で、それをみんな面白がって見ていたことになります。

アスペルガーや発達障がいも、その人の個性でありキャラクターだとして、世間で受け入れられる素地はできているのだと思います。


ただし、本人としては「生きづらさ」を抱えて、つらいことがたくさんある。

そうした困難を隠して、なるべく明るく生きようとしている人も大勢いるはずです。

実際に診断される患者さんは、どんどん増えている現状があります。

僕が平成8年に最重度知的障がい児施設に就職したときは、自閉症については1000人に1人と言われていました。その11年後、平成19年にその施設をやめるときは100人に1人でした。約10年で10倍に増えているのです。発達障がい全体で言えば、この数字はもっと大きくなります。

一時期から、自分が「うつ」ではないかと思っている人がものすごく増えたように、発達障がいやアスペルガーへの認知度が高まると、「自分もそうかな」と来院して、「そうです」と診断される人が増えるかもしれません。

ただ、それ以前に発達障がいというものへの関心を高めて、まずは自分で疑ってみるのがいいと僕は思います。

空気が読めないのも、人付き合いがうまくいかないのも、単に性格によるものではない可能性があります。気になったら調べてみて、そのあと医師に診断してもらってください。僕自身がそうだったように、原因がわかるといろんなことがスッキリして、生きづらさの何割かが軽減されると思います。

経験から学べず概念化するのが下手

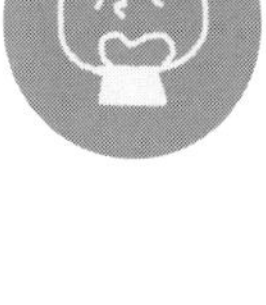

自分のことをうまく説明できない

職場ではいろいろな患者さんを診ますが、自分の症状をうまく説明できなくなる方もいます。順を追って、今の自分の状態に至るまでのことを話そうとするのですが、途中から混乱して、何を説明しているのか自分でわからなくなるようです。

すでにいくつかの病院を回っていて、医者との会話も慣れていると思うのですが、これがうまくできない。具体的な言葉にするというより、自分は昔こうだった、今はこうだということを自分の中で概念化しづらいようなのです。

そのような人は、仕事でも、どの程度がんばればいいのかがわからないというケースがあります。工場に勤める方で、残業がやたらと多くて、仕事をがんばりすぎる人が患者さんにいました。ほとんど休みをとれないと言うわけですが、「適度にやる」ということがわからないようなのです。普通は、周りの仕事ぶりを見たり、自分で経験したりしていくうちに、どの程度までやるか、どこまでならがんばれるか、普通はここまでだね、という目安がわかってくると思うのです。

しかし、その方は「ここまでやれば十分」というのが概念化できないのです。

それは経験から学ぶのが下手だということでもあります。

経験から学ぶには、いろいろな記憶を混ぜ合わせて、働き方や仕事への注力の仕方を自分なりに概念化することが必要ですが、そこまでできないのです。

だから体力も時間も目一杯使ってしまって、心身ともヘトヘトになってしまう。

結局その方は、工場を病気を理由に休んでいます。

経験で学べないのでマニュアルが必要

概念化できないというと漠然と聞こえるかもしれませんが、これはアスペルガーの人の特徴として顕著なことです。

仕事でも人との付き合い方でも、物事を概念化できない人は、「程よく、適切にやる」というのができません。

概念化できない人が部下や後輩にいた場合にどうするかというと、マニュアル化することが必要なのです。

経験で学べないなら、マニュアルで学んでもらう。

この作業は30分やったら1回点検するとか、初対面で馴れ馴れしい態度はタブーですよとか、従うべき手順やルールをマニュアル化する。

それによって、過剰労働や相手を悩ませる行動は防げるはずです。


だから職場でも、今や発達障がいやアスペルガーに関する知識は必須なのです。

「なんだか無理してがんばっている」とか、「普通のやり方ができない」と感じる人が周りにいたら、そういう傾向を疑ってみることも必要です。

採用側もあらかじめわかっていたら、適材適所を考えることができるはずです。

発達障がいでも、得意な分野では非常に能力を発揮するので、非効率を防げるし、先の例のような休職も減らせるわけです。

忘れ物を繰り返してしまう

すぐほかのことに気を取られる

ある女性に、高校生になって不登校になったという息子さんの相談を受けたことがあります。

子供の頃はどんなお子さんでしたかと質問すると、「普通の子でした」と言うのです。

何か変わったことはなかったかと聞くと、「そうですねえ、週に二、三回玄関にランドセルを忘れていくぐらいで。そんなの普通ですもんね」と言うので、僕は慌てて「いや、それは全然普通じゃないですから」と応じました。

お母さんご自身がちょっと変わっていらしたわけです。

ランドセルのような大きいものを何度も忘れるというのは、あまりない例ですが、アスペルガーの人は普通は忘れるはずがないものを忘れるとか、それを繰り返すことがあります。

これは「転導性」によるもので、ある刺激が加わると、そちらの刺激に誘発されて意識がずれていってしまうのです。つまり、何かの途中でも、すぐ他のことに気を取られやすいことを言います。

たとえば、学校へ行く準備をしている途中でも、近くに鳥が飛んできたら、「あっ鳥だ、きれいだなー」と意識がそっちへ行ってしまう。そして準備が途中なのを忘れて、ランドセルを背負うのも忘れて、そのまま学校へ行ってしまう……。そんなことがたびたび起きるのです。

小学校で忘れ物ナンバーワンだった人は、そういう転導性の傾向が強かった可能性があると思います。

得意と不得意の差が激しい

忘れ物ナンバーワンの子供でも、注意力が欠けているとか、勉強ができないかというと、それはまた別の話でほとんど関係ありません。

アスペルガーの特徴でいうと、得意なものと不得意なものの差が激しい、というのはあります。自分が関心を持つ特定のジャンルでは抜群に能力を発揮するのに、関心のないことはまったくだめということが多いのです。

また、知能検査をすると、アスペルガーの子はある時期まで知能指数が低くても、急に数値が上がったり、極端な場合、検査の上限を超えて振り切ってしまうくらいすごい結果が出ることがあります。

できることとできないことの差が大きいので、日本の教育だと、「あっちはできるのになぜこっちはできないんだ、やる気がないんじゃないか」となってしまう。

日本では全体的に平均化して凸凹をならすような教育をしているので、飛び抜けた才能も芽を摘まれやすく、天才はなかなか現れにくいのです。

欧米だと、できることに注目してそれを伸ばすことに注力するので、ジャンルごとの特別な天才が出やすいですね。

ちなみに、スティーブ・ジョブズ、ビル・ゲイツというＩＴ界の革命児も、アスペルガーではないかと言われています。発明王エジソンも、相対性理論のアインシュタインもそうだと言われています。

じつはこの世界を大きく進歩させてきたのは、彼らアスペルガーだったとも言えるのです。

第2章

自分の「人間関係がうまくいかない」を治した精神科医の方法

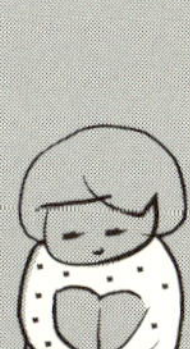

“人間関係がうまくいかない人”を楽にする3大ポイント

この章では、僕自身の経験をもとに、生きづらさからどうすれば抜け出せるのかという具体的な方法を述べていきます。

これは発達障がいを自覚する人だけでなく、人間関係がうまくいかない人や、思うようにいかないとすぐ落ち込んでしまう人、他人に誤解されやすい人など、生き方に悩むすべての人に有効な方法なので、ぜひ今日からでも試してほしいと思います。

人間関係がうまくいかず生きづらさを抱える人を楽にする方法は、次の３つに集約されます。

Point 1 人に期待しない
Point 2 相手の自己重要感を満たす
Point 3 認知の仕方を変える

これらを3大ポイントとして実践していくと、重く淀《よど》んでいた心も少しずつ軽くなり、カーテンを開けたように心に明るい陽が射してくるはずです。

以下、個々のポイントについて説明していきます。

Point 1 人に期待しない

これは他人にも自分にも期待しないということです。

人に期待をするだけで無駄な感情のアップダウンが生じ、いつの間にか疲れてしまいます。期待することは、ストレスの原因を増やすことになるのです。

①もともと他人に期待していなければ、どんな反応をされても、どんなことを言われても、「あ、そうですか」で済みます。
②何が起きようと自然体でいられるし、いやなことも軽く受け流せるようになります。

③　自分が期待したように事が運ばなかったり、自分の期待通りの反応が得られないからと、腹を立てたり苦しんだりすることがなくなります。

「人というのはしょせん大したことがないのだ。だからあれこれ期待してもしょうがないのだ」。そう思うようにしてから、僕は人間関係がぐっと楽になりました。

他人の反応はコントロールできません

いやな感情がわいてきても、それを他人の言動のせいにしないことです。

その前に自分の期待をコントロールしてください。

他人ががんばってくれるかどうかは、あなたにはコントロール不可能なことなので、そこに期待はしないことです。

自分がコントロール可能なことだけに集中しましょう。

そして自分にも期待しすぎてはだめです。

それは心の負担になり、あなた自身を疲れさせます。

自分は自分なりのレベルで、つまり心の負担にならない程度にがんばればいいのです。

対人関係でも、そういうスタンスでいると心が苦しくなることは確実に減ります。

Point 2 相手の自己重要感を満たす

自己重要感とは、自分が周りから肯定され、大切にされていると感じること。

そして「自分という存在が役に立ち、求められている」と感じる心の働きです。

これは人間が無意識に必要としているもので、周りから認められ、求められると、自己重要感はアップしていきます。

①あなたの方から相手に、「私はあなたを大事に思っています。あなたは私にとって必要な方なのです」という思いを上手に伝えることで、相手のセルフイメージが上がり、自己重要感は満たされます。

② そうすると相手はあなたを認め、寛容になり、あなたにもよくしてあげようという気持ちが生じます。向こうからよいコミュニケーションをとってくれるようになるのです。

③ 相手もあなたを大事な存在だと認めてくれる。それによってあなたの自己重要感も満たされます。

こうした関係をいくつも作れるようになると、物事が円滑に運んでいくようになります。要するにコミュニケーションが上手になっていくのです。

会話のペースも相手に合わせる

僕の場合は、よく人の話を聞いてあげることから始めました。

自分の悪い癖に気をつけて、途中で口を挟んだり否定したりせずに、ちゃんと話を聞くようにしました。

共感する点には大いに同意して頷きを返し、会話以外でもほめポイントがあったら、

「いつも素敵な服を着てらっしゃいますね」など、のがさずほめて感心して見せることも大事です。

それと、まだ向こうの人柄がわからないときは、話し方を相手に合わせるのです。早口の人にはこちらも早口でしゃべる。ゆっくりしゃべる人にはこちらもゆっくり。という風に同じようなペースで話す。そうすると相手も安心して、気が合いやすくなるのです。

ただし相手に何かを期待してはだめです。

自分によいことが返ってこないかな、なんてことは考えない。Point 1の「人に期待しない」は外さないことです。

それでも相手の自己重要感を満たすようにしてあげると、悪いようにはならないのです。実際、僕もそうすることで、「また会って話したいです」とか「何かあれば協力したい」という人が周りに増えていきました。

そうして自分のコミュニケーション力が上がってくると、初めて会う人ともうまくいくようになるのです。

Point 3 認知の仕方を変える

これは認知（物事のとらえ方・考え方）の仕方を変えることで、ストレスに対応できる心の状態に持っていくことです。

物事の受け取り方を変えること（認知の変容）によって生きづらい自分を救う方法で、心理学では「認知行動療法」とも呼ばれています。

簡単に言えば、「疲れ切った心で物事を見ているとよけいに悪く見えるので、心をまず修復して、正常に物事が見える状態にしましょう」ということ。

何か起きても、それをストレスにはならないように受け取れる癖をつけるわけです。

① 人は強いストレスを感じていたり、長くうつ状態にいたりすると、思考のバランスに歪みが生じてきます。

② 思考のバランスが悪いまま物事を受け止めていると、自分が置かれている状況を正

しく判断できず、必要以上に悪くとらえたり、不安を抱いたりしてしまいます。

③これに対し認知行動療法では、たとえば一定の無理のない身体活動（日常的なちょっと楽しいと感じる行動、気持ちが楽になる行動、自分が楽しめる活動、やりがいを感じる活動、あるいは花を育てたり、楽器を弾いたり、近所の道を掃除するなどその人に合った活動）を続けることで、生活のリズムを整え、自信や充実感、自分をコントロールする感覚を取り戻すようにしていくのです。

うつ病や不安障がいにも効果的

この療法では、途中で認知の偏りの修正度合いを何度も確認しながら、その人が抱える問題への適応力を高めていきます。

認知行動療法はまだ日本ではあまり知られていませんが、欧米ではうつ病や不安障害（パニック障がい、心的外傷後ストレス障がい、強迫性障がいなど）、不眠症、摂食障がいなどへの治療効果が実証され、広く用いられています。

この療法を始めるには心療内科医や精神科医などとの相談が必要です。

でも、試してみれば、抱えていた生きづらさから解放され、今よりきっと明るい未来を描けるようになると思います。

僕自身は、人間関係がうまくいかないことを改善するには、Point 1「人に期待しない」とPoint 2「相手の自己重要感を満たす」だけで、十分効果があると思っています。コミュニケーションの達人になることも可能なくらいです。

しかし、「3大ポイントはわかったけれど、それでもまだ自分は救われそうにない」と感じる方もいるかもしれません。

そこで、ここからはさらに「生きづらさを抱える人を楽にする方法」をいろいろな方向から提示していきます。

「メタ認知能力」を高めて自分を制御する

「メタ認知能力」とは、先のPoint3「認知の仕方を変える」と少し関連します。

心理学用語なのでちょっと難しく思えるかもしれませんが、「メタ認知」とは自分の認知活動（知覚、思考、情動、記憶）を客観的にとらえながら、自分で評価しつつ制御することをさします。

その「メタ認知能力」を高めるというのは、〝自分を上から眺めるように客観的に見て、自分の思考や行動のおかしなところを見つけ、制御・修正する力を高める〟ということです。

自分はちゃんと空気を読めていたか。

その場で言わなくていいことを言っていないか。

相手にかまわず、自分の都合だけ優先していないか。

以前にやらかしたミスを、また繰り返していないか。

などなど、自分を客観視して、「これはまずいな」というところや弱点を探りながら、認知→評価→制御というサイクルを続けられるようにするのです。

◌ モニタリングとコントロールで修正

メタ認知能力を高めるには、2つの方法があります。

①セルフモニタリング

自分で自分を観察・評価すること。たとえば無意識にやっていたことにも意識を向けて、周りの感覚と自分の感覚がかけ離れていないか、自分で気づかないうちに相手に失礼なことを言ったりしていないか、自分がどんなことを苦痛に感じたかなどを、冷静に評価してみるのです。

自分ができていること・できていないことや、アスペルガー的な人は自分がアスペルガー的な行動をどれだけしているかなどを、まず見極めることが大事です。

②セルフコントロール

セルフモニタリングの結果に応じて、自分を軌道修正していくこと。

たとえば、「自分だけ会話がズレていたなあ」というモニタリング結果が出たら、「もう少しみんなの興味に合わせる話をしてみよう」という制御をかけるのです。

ただし、自分にプレッシャーをかけるようなコントロールはしなくて大丈夫です。

メタ認知でまず自分を客観視する、つまり「周りから自分がどう見られているか」を知ることが大事なので、自分にまた別のストレスとなるような修正を強いる必要はありません。

時間管理には優先順位とデッドライン

遅刻の常習犯という人がいます。何度注意されても、これが直らない。

じつはアスペルガーの人にも、時間が守れない人がけっこう多いのです。

時間の観念に乏しく、決めた時間に合わせるということが社会のルールであることを理解していないのです。

遅刻すると、待っている人の時間を無駄にし、「何かトラブルでもあったのじゃないか」というよけいな心配までかけます。

待たされている人はどういう気持ちでいるか、自分の遅刻で周りにどんな迷惑がかかっているか、そういう想像力に欠けていることも原因になります。

何度も遅刻を繰り返していれば、社会性の欠如というレッテルを貼られ、「時間も守れないのでは、何事にもだらしないのではないか」と思われてしまいます。

コミュニケーション能力が劣ると決めつけられても仕方がありません。

お出かけデッドラインから逆算する

これを改善するには、まず「この時間までに出かけないと遅刻だ」というデッドラインを決めます。そこから逆算して、出かけるまでにやるべきことを、優先順位をつけて書き出しておくという手段があります。もちろんマストで大事なことを1番にして、順に重要度を下げます。

たとえば、1から5までやるべきことがあって、もし4の「歯磨き」のところで時間がきたら、4と5は諦めて「歯を磨かずにでも出かける」「デッドラインには必ず家を出る」ということを決めておくのです。

また使う時計も、数字しか表示されないデジタル式より、文字盤と針のあるアナログ時計の方が時間の経過を認識することができるのでおすすめです。

遅刻の多い人は時間の使い方が下手なことが多いので、何事も優先順位を決めて行動する癖をつけると、自分の失敗も、周りにかける迷惑も減ると思います。

初対面の緊張と不安に慣れるには

明日、初対面の人に会わなければならないというだけで、前の日から非常な不安と緊張を覚える人がいます。自分は明日、緊張する場面に身をさらさねばならない。それを想像して不安になってしまうのです。

大事な面接があるとか、重要な会議でプレゼンしなければならない、などというときも同様の不安に襲われる人がいるでしょう。

他人との直接の関わりをすることで不安が生じて、いつもの自分と違う反応をしてしまうのは、エクスポージャー不安によるものです。

初対面の人に会うなど緊張する場面に身をさらしているとき、体の感覚の異常が生じたり、理解力の低下が起きたりすることがあります。

人間とはおかしなもので、初めての相手にお愛想でも言うべきところなのに、あまのじゃくな反応をして嫌味を言ってしまうようなことさえあります。

不安にさらされる場を再現して

エクスポージャーとは、日本語では「曝露《ばくろ》する」という意味で、過剰な刺激に身をさらすという意味合いがあります。極度の緊張にさらされ、不安のあまりおかしくなってしまうわけです。一般の人にもよく見られますが、アスペルガーの人はこれが極端に出やすいということがあります。

こうした不安への治療法にエクスポージャー療法というものがあります。

不安が起こる状況への耐性を作るために、あえてつらい刺激に身をさらして慣れさせていくという治療法で、これには大きく二つの方法があります。

（※実際の治療には専門的な指導が必要ですが、参考にはなるので挙げておきます）

一つは、不安が起きる場面を思い浮かべる「想像エクスポージャー」という方法。不安を感じた状況や場面そのものを思い描いて、言葉で表現します。

人前で表現しながら、そのイメージに慣れるようにします。言葉にしたものを録音して繰り返し聞くというのもあります。

もう一つは、実際にその場面や状況に身を置く「現実エクスポージャー」という方法です。大勢の人の前に出たり、プレゼン会場へ行くなどして、緊張する場面に身をさらし、その場の不安に心身を慣れさせます。

エクスポージャー療法は非常に刺激の強い治療法で安易にはできませんが、とくにPTSD（心的外傷後ストレス障がい）には治療効果が顕著だと言われています。

名前が覚えられない人は名刺メモで

コミュニケーションでのちょっとした問題として、とくにアスペルガー傾向のある人は「人の名前を覚えられない」ということがあります。

そもそも相手の名前を覚えようとしない人もいます。

しかし、名前を覚えるのはコミュニケーションの第一歩なのです。

「どうもお久しぶりです」と挨拶されても、その人の名前が出てこない。

それでは相手は「自分が軽んじられている」ように感じてしまいます。

顔と名前がすぐ一致して出てくるようにするには、一つの方法として、頂いた名刺にメモを残しておくという手があります。

別れたあとすぐに、名刺にその人の顔の特徴や会った場所と日時、どんな話をしたかなどをメモしておくのです。簡単な似顔絵でも付ければなおベターです。

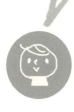

こうしておくと、あとで見返すこともできるし、書くという作業をすることで記憶の強化ができます。その人の名前と顔が脳に強く印象付けられるのです。

仕事の選び方で生きやすさは変わる

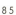

職場での人間関係に悩んだり、仕事の上で自分の役割や能力を認めてもらえないと苦しむ人は少なくありません。

自分は発達障がいであるとか、自分は人と違っているところが多いと感じる人は、どんな仕事を選ぶかというのが大変大事になってきます。

仕事に就けば一日の大半をそれに取られるわけですから、生きやすさ・生きづらさも選んだ仕事によって大きく左右されることがあるのです。

僕も患者さんから「何が適職なんでしょうか」と聞かれることがよくあります。以下は僕個人の意見になりますが、発達障がい（とくにアスペルガー的傾向の強い人）がありそうな人は、次のことを考慮して仕事を選ぶとよいでしょう。

●人との絡みが多い仕事、多くの人との交渉が多い仕事は避ける。
●同時に複数のことを処理しなければならない煩雑な仕事は避ける。
●突発的なトラブルへの対応や臨機応変さが必要な仕事は避ける。
●上意下達で全員絶対服従といった体育会系の会社は避ける。
●周りからの指示待ちではなく自分のペースでできる仕事を選ぶ。　など。

ただし、いちばん大事なのは職場の雰囲気なのです。

これは実際会社に入ってみないとわからないのですが、就職を考えるときは、できるだけ事前に会社の気風や体質、文化という面の情報を仕入れておきたいものです。社長の号令に合わせて毎朝掃除するとか、毎週の飲み会は全員参加が義務、古狸《ふるだぬき》やお局様が若手をいびるのが恒例……とか、ネットからの情報でも何でも少しでも内情がわかれば、自分はアウトかセーフか事前に判断がつきます。

理想は、その人の個性・特徴を生かしてくれたり、個人個人のペースを尊重して、公平な能力評価をしてくれるところ。苦手なところをサポートしながら長所を伸ばそうとしてくれるような、そうした文化・気風のある職場が望ましいですね。

障がい者手帳を持つと何が変わるか

仕事を持つことに関連した話をすると、障がい者の就労支援センターを持つ施設が全国各地にあり、近年は数も増えています。そういう場所に、発達障がいを持つ人からの相談がものすごく増えてきているそうです。

発達障がいという診断がされれば、一定の観察期間を経た上で障がい者手帳が発行されます。以前はこの手帳をもらうのに抵抗を感じる人が多く、就職も困難になる例もあったわけですが、今はわりと抵抗感なく取得して、障がい者枠で雇用を目指すという人がかなり多くなってきたのです。

「あなたは自閉症ですね」「アスペルガー症候群ですね」と診断を下されることは、昔であればつらいことであり、深刻な受け止め方をする人も多かったのが、最近では手帳を取得したほうが生きやすくなったという面もあるようです。

手帳を持って生活することで、「脳機能障がいがあるので、ちょっと変わっていると見られたり、得意なことと不得意なことの差が大きいです」ということを、周りにも理解されやすくなってきているのだと思います。

手帳を持つと、就労支援センターでさまざまなビジネススキルを学ぶこともできます。コミュニケーションサポートプログラムという、人付き合いやマナー関連の講座を受けることもできます。

企業には障がい者雇用枠というのがあって、これは大企業ほどその割合を増やすように国が指導しているし(障害者雇用促進法)、今後もっと増やすことになるようです。

就労支援センターで学び、そうした障がい者雇用枠を利用して一流企業に就職することも、普通に可能になってきているのです。

障がい者への偏見や誤解はいまだにあると思いますし、世の中が発達障がいや脳機能の問題を正しく理解するにはまだ時間がかかるでしょう。

それでも、公的に脳機能障がいを認めてもらい、障がい者手帳を持って堂々と自分の生きやすい道を歩む。そういう選択は今後増えてくると思います。

第2章
自分の「人間関係がうまくいかない」を
治した精神科医の方法

自分の生きづらさを治した僕の方法

僕が「自分はアスペルガー症候群である」と自覚したのは、20代後半でした。

それまでは、いろいろな場面で一人だけ浮いてしまったり、超ＫＹな発言で周りが引いてしまったりするのを経験しながら、なぜ自分はこうなのか、なかなか理解できませんでした。

しかし今はこうして精神科医として生活し、かつてのような生きづらさに苦しむこともなく暮らせるようになりました。ここからは、そんな僕が現在に至るまで経験してきたことや葛藤を通して、どう生きづらさを治してきたのかという具体的な話を書いていきます。

① 自分の生きづらさの理由がわかり、ひとまず安心した

第1章で書いたように、僕は子供の頃から「自分はほかの人と違っている」という感覚がありました。

そして、それは性格の問題だとずっと長い間思い込んでいました。

どうして自分はこうなのか。研修医として社会に出てからも、その自分への違和感は変わらず、あるとき一週間休みをとって大和郡山《やまとこおりやま》へ行き、「内観」という自己洞察法で自分の内面を探ろうとしたのです。

朝五時から夜の九時まで、毎日ひたすら「内観」を続けました。しかし、そこまでやっても違和感の正体をつかむことはできませんでした。

その後、国立秩父学園という発達障がい児の施設の勤務医となり、自閉症児と向き合うことになりました。そこで自閉症に関して猛勉強を重ねていった過程で、アスペルガー症候群という発達障がいの症例を詳しく知り、はっと気づいたのです。

自分がずっと抱えてきたこの違和感は、間違いなくアスペルガー症候群特有のものだ。そう確信しました。

そうだったのか――。確信したとたん、ふっと心が楽になりました。
自分の行動の理由がやっとわかって、安心したのです。

❷「もう無理しなくていい」と気づいて、とても楽になった

自分がアスペルガー症候群であることがわかってからは、いろいろなことが楽になりました。

- **「興味のない雑談に、無理して付き合わなくてもいいんだ」**
- **「好き嫌いが激しいとか、興味が偏っていることを悩まなくてもいいんだ」**
- **「人付き合いが悪くて友だちが少なくても、気にしなくていいんだ」**

そんなふうに、どんどん考え方が楽になっていきました。

なぜなら、これらの問題は僕の性格が問題なわけではなく、脳機能の偏りがそうさせているんだと、アスペルガーですべて説明がつくからでした。

性格の問題ではないということは、自分が変わっているのは育った環境や、親の教育や育て方と直接の関係はないということです。

そもそもアスペルガーになる原因は解明されていないので、周りには責任がないわけです。

つまり、誰かを責める必要もないし、自分を責める必要もないのです。

それもなんだか僕を楽にさせてくれた要因かなと思います。

③「自己認知」を済ませれば、新たな一歩を踏み出せる

アスペルガーだとわかってから、さらに発達障がい全般の勉強を続けて、自分はどんなことに気をつけていくべきかを考えるようにしました。

自分は発達障がいなんだということをはっきりさせる「自己認知」。

これはかなり大事なことで、そこから初めて意識できることや、一歩踏み出せることはたくさんあるわけです。

だから、大学生などこれから就職を考えるような人で、「アスペルガーっぽいよ」とか「君って発達障がいじゃないの」なんて友人などに言われたことのある人は、診断を受けるなりして、きちんと判定をもらったほうがいいと思います。

仮にそうだと診断されても、「自己認知」が完了していれば、就職したあと、みんなと同じことができないとか、適応障がいに苦しんだり、周りに理解されずに毎日つらい思いをするようなことは減らせるはずです。

4 得意vs苦手を書き出したら、だめな部分がはっきりした

自己認知してからは、自分の得意・不得意を意識するようにしました。

アスペルガーというのは、社会性とコミュニケーションに明らかな問題があります。つまりは人間関係が下手くそだということです。だからなおさら自分の苦手なことを認知しておくことが大事です。

まず得意なこと・苦手なことを書き出して、リストアップしました。

書き出す作業をすると頭の中が整理されます。自分の中でぼんやりしていたこともはっきりして、気づくことも多いのです。

僕も自分の〝ダメダメな部分〟がはっきりしてきました。

そうしたら、苦手なことにはそこそこ気をつけるようにして（ストレスなく直せること

は直して、あとは無理に直そうと思わなくていいのです）、得意なことで勝負すればいいんだ、と覚悟も決まっていきました。

❺ 〝完璧でなければいけない〟という考えを捨てた

自己認知をした時点で、僕はすでに忙しく仕事をしていたので、患者さんと向き合うときの自分の態度に気をつけるようにしました。

まず、会話の中で相手の間違っていることをすぐ否定するとか、自分の中のルールに反するものを認めないという完璧主義な自分をやめようと思いました。

すぐカッとなるとか、なんでも否定してかかるという僕の癖は、妙な完璧主義からきていることで、相手を不快にすることが多かったはずです。

完璧でなければいけないという考えを捨てると、逆に患者さんの隠れた部分まで冷静によく見えるようになってきました。

6 人の話は最後までちゃんと聞くことにした

完璧主義をやめたことの延長線上で、人の話は黙ってちゃんと聞くようにしました。

そんなことは医者として当たり前のことなのですが、それまでの僕はできていなかったのです。

当初、途中で口を挟みたくなる癖はなかなか直らず、しゃべりたくなるのを抑えるために自分で口を押さえたりもしました。それでもしゃべりたくなる衝動があるので、その衝動が10回起きたら、1回だけはしゃべってもいいことにして、できるだけ話を聞くようにしました。

そうしているうちに、話をしっかり聞くコツのようなものが、自分でわかるようになっていったのです。

7 会話は否定から入らず「イエス」で受け止めるようにした

僕は先輩医師と雑談をしているときでさえ、「いや、それは違いますよ」と途中で遮っては否定ばかりしていました。

それを意識して変えて、まず最後まで相手の話を聞く。それは違うなあと思っても黙って聞いて、否定や反論をしたいときは、相手の話を「そうですねえ、なるほど」といったん受けてから、「ただ、それは〜」とつなげるようにしました。

セールス話法でいう「イエス・バット法」ですね。いちど肯定して相手を納得させて、意見や反論があればそのあとで言う。相手の話をまず柔らかく受け止めるのでクッション話法ともいいます。

会話の基本なのでしょうけれど、この程度のことも僕はできていなかった。「自己認知」をしたから改善の意識が出てきたし、こういう話し方をしていると、相手もこちらの話をちゃんと聞いてくれることにも気づきました。

❽ 「よけいな期待」をしなければ楽になることに気づいた

混んだ駅の構内とかで、人にぶつかっても何も言わずに行ってしまう人がいますね。ゴロゴロ転がしているキャリーケースが人の足に当たっても（あれをぶつけられたほうはかなり痛い)、気づきもせず平気で行ってしまう人もいる。

以前の僕は、そういうのにいちいち腹を立てていました。

でもあるとき、「腹が立つのは人に期待しているからだ」と気づきました。

実際、「人間なんてそんなもんだ、ぶつかっても謝りもしない人はいっぱいいるし、それが普通なんだ」と思うようにしたら、腹が立つことは極端に減りました。

これは人間関係全般にそうで、よけいな期待こそストレスを生むのです。

逆に期待をやめると、「あ、すみません」とひと言謝ってくれる人がいたりした場合、「大丈夫ですよ」と返せて、自分が寛容になっているのがわかります。

先の〝人間関係がうまくいかない人〟を楽にする3大ポイントにも挙げた「人に期待しない」。これは世の中をなるべく楽な気分で生きていくためには、極めて有効なんだというのがわかってきました。

9 相手の「自己重要感」を満たすことに集中するようにした

これも3大ポイントの一つで、僕はコミュニケーション力を上げて人間関係を少しでもよくしようと、意識してこれをやっていた時期があります。

相手に「自分は認められている、大事に思われている」と感じてもらい、僕と話す時間を気分のいいポジティブな時間にしてもらうわけですから、最初はやはり簡単ではありませんでした。

でも、3か月くらいこれに集中するようにしていたら、相手のタイプによって接し方をうまく変えられるようになっていきました。

この方はどういう人なのか、というのを「人柄重視タイプ・結果重視タイプ・直感重視タイプ」の3タイプに分けて見られるようになり、それぞれに合った接し方やほめ方もわかるようになったのです。

相手の人柄・タイプを判断するには、ちゃんと話を聞くことと、性格や嗜好《しこう》を知る観察眼も必要です。でも集中してこれをやり、経験を重ねていくと、どんなふうに接すればこの人は喜んでくれるのか、感覚的にわかるようになっていきました。

⑩ 苦手なことは人に助けてもらうようにした

アスペルガーの人には、片付けや時間管理が苦手とか、2つ以上のことを同時にできない、急な予定変更に対応できないなどの特徴があります。これらは自分で直そうとしても、なかなかできないのです。

僕も片付けが苦手でした。自分の部屋はどんどん「汚部屋」になってしまうし、放っておくとリビングのデスクも書類でいっぱいになってしまいます。

ひどいときは視覚的刺激を減らす、つまりいつも見える部分だけきれいにして、あとは隠したり覆ってしまうという手がありますが、それでも追いつかない。

片付けというか整理整頓ができないのです。いちど片付け専門家のコーチングを受けたこともあります。外国にも教えにいくというプロの方でしたが、結局うまくいきませんでした。

それで、向いていないことはがんばろうとしてもだめだ、苦手なことで勝負してもだめなんだと思い、片付けもほかの苦手なことも、なるべく人にお願いするようにしました。得意な人に助けてもらうほうが気も楽だし、やってくれる人の自己重要感も上がります。それに何より効率がいいのです。

⑪ 糖質制限の食事で理由のわからない不調が消えた

これは僕に医学的な知識があったからできたことなのですが、食事に気をつけて糖質を極力減らすだけで、いろいろなことが変わります。

体の不調も改善するし、仕事への意欲や人付き合いでの姿勢も変わります。いろいろな面で意欲が上がるので、人間関係もうまくいきやすくなります。

糖質というのはいわゆる炭水化物、パンやお米、うどんもラーメンもそうです。これを取るのをやめてみる。一日でもやめてみると違いがわかります。

糖質を取ったときと取らなかったときとで、どう違うかはっきり実感できるはずです。

食事をしたあと、眠気が襲ってきたり、体がだるくなることがありますね。

食べたあと眠くなるのは仕方がないと思っている人がいますが、糖質をやめるとこれがなくなります。糖質すべてを断つ「断糖」がベストですが、極力減らす糖質制限でもずいぶん変わります。

まったく取らないのは苦痛だという人は、日常的に糖質を取るのをやめて、たまに嗜好品として取るくらいに変えてみるといいと思います。

やる気・集中力が続かないとか、原因がわからずにずっと調子が悪いというのも糖質制限で劇的に変えられます。実際、僕は糖質を取るのをやめてから、心身ともにずいぶんスッキリしました。

⑫ 顔の筋トレで表情をほぐすと印象が柔らかくなった

僕はいつも表情が硬かったことを第1章でも書きましたが、これも相手には取っつきにくい印象を与えてしまいます。

表情が硬いとか無表情というのは、人との間にバリアを張っているようなもので、心を開いていないと思われます。だから、人と会ったらすぐ笑顔くらい作れるようにしたほうがいいのです。

「おはようございます」とか「お久しぶりです」と声をかけられるとき、こちらの顔も見ずに無表情で言われるのと、目を合わせて笑顔で言われるのとでは、まったく印象が違いますよね。

歯を見せて笑わなくていいので、口角をキュッと上げるだけでもいいのです。

いつも真顔だとか無表情に見られる人は表情筋が硬くなっているので、鏡の前で笑顔を作る練習をして、日頃から表情筋を柔らかくしておくとよいでしょう。顔の筋トレです。

僕の場合、感情と表情が一致していないとまで言われていたので、何しろ表情が硬くならないようにと鏡の前で笑ってみたり、感情を込めて話してみたり、人知れず筋トレをしました。

人間関係をよくしていきたいなら、そのくらいやるべきだろうと思います。

第3章

「人間関係がうまくいかない人」への対処法

―もしも周りに生きづらい人がいたら―

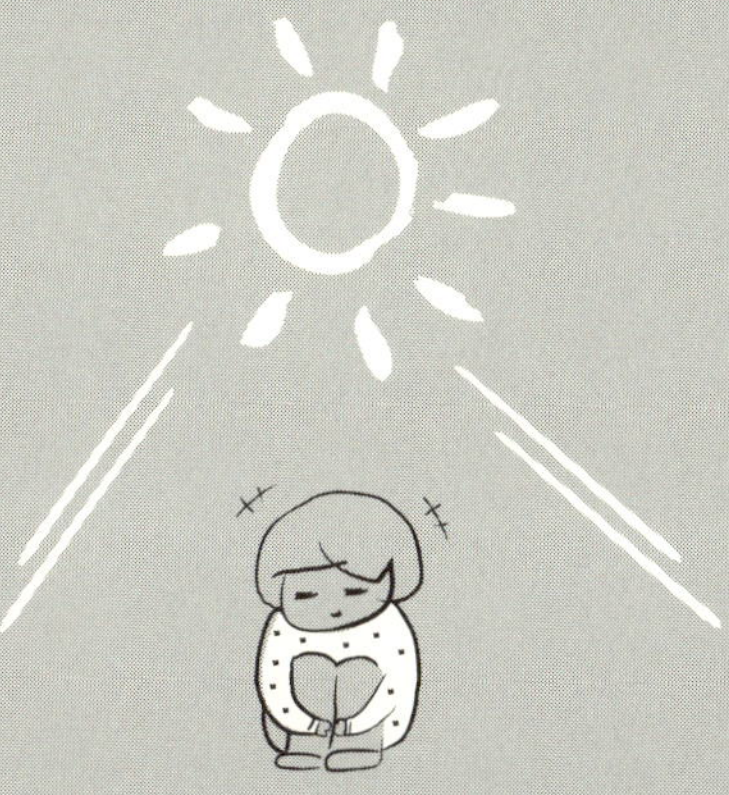

「人間関係がうまくいかない」のはこんな人

外見からはわからないものの、心に悩みを抱えた人はあなたの周りにもきっとたくさんいます。中には、僕のようにアスペルガー症候群だったり、自閉症スペクトラム障害の診断を受けている人もいるでしょう。

そうした人たちは、程度の差はあれだいたい人間関係に悩み、生きづらさを感じています。その個性や行動が周りに理解されず、いろいろな誤解や不都合が生じることもあります。今この本を手にしているあなた自身もそんな一人かもしれません。

本章では、もし身近にそうした人がいた場合、どんなふうに対応し、どのように理解すると不都合が減るかを、日常の行動事例をもとにアドバイスしていきます。

「自分がまさに生きづらい人です」という場合は、周囲に理解を求め、コミュニケーションを円滑にするヒントとして役立ててください。

事例と対処法の前に、まずは「人間関係がうまくいかない人」の特徴と言えるもの(これがすべてではありません)をまとめてみます。

日常生活

①親しい友人が少ない。
②異性のパートナーに恵まれない。
③一人で過ごす時間が多い。孤独が平気。
④自分が好きなことには熱中しやすい。
⑤服装にはまったく構わないか、徹底してこだわる。
⑥極端に偏食である。
⑦「変わっているね」と言われることが多い。
⑧無表情なことが多く、動作がぎこちない。

仕事のやり方

①段取りができず、計画的に実行できない。
②他人との折衝や交渉ごとが苦手。
③急な予定変更があるとパニックになる。
④得意なことと苦手なことの差が激しい。
⑤同時に2つ以上のことができない。
⑥曖昧な指示は理解できない。
⑦周囲への根回しや忖度《そんたく》ができない。
⑧同じ失敗を繰り返してしまう。

会話の特徴

①空気を読まない発言をする。
②思ったことをそのまま口に出してしまう。
③雑談や世間話が苦手。

④会話中にいきなり別の話を始める。
⑤人の目を見て話せない。
⑥「人の話をちゃんと聞いて」とよく言われる。
⑦冗談を真に受けてしまう。言われたことを言葉通りに受け取る。
⑧敬語がうまく使えない。または常に誰にでも敬語。

行動の特徴

①優先順位をつけられず時間管理が下手。
②整理整頓ができず、よく物をなくす。
③自分だけのルールにこだわってしまう。
④音や匂い、光に過敏に反応する。
⑤集団行動が苦手。空気を読まず勝手な行動をとる。
⑥相手にかまわず自分の気持ちを優先してしまう。
⑦関心のあるものにはお金も時間も平気でつぎ込む。
⑧一人でポツンとしていることが多い。独り言も多い。

「人間関係がうまくいかない」人への対処法

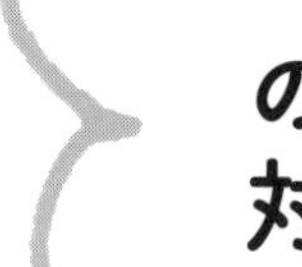

友人編

Case 1 会話しているといきなり別の話が始まってしまう

友だち3人で好きなサッカーチームの話をしていたら、途中で一人だけ小学生のときに作った「ガンプラ」(『ガンダム』のプラモデル)の話を始めました。

この友人は、サッカーの話にも、ほとんど参加していなかったでしょうね。無表情で黙って聞いているか、ほかのところでも見ていたのではないでしょうか。

仲間同士、趣味や互いに好きなことについて話しているとき、会話に参加することなく別の世界に入ってしまう人がいます。若いときの僕がそうでした。

本人に悪気はなく、ほかの人を無視しているつもりもないのです。「周りが楽しそうでも、自分の興味のない分野には関心が持てない」のです。こういう反応はアスペルガー傾向が強い人に少なくありません。

無理に話を合わせようとしても、うまく言葉が出ずにトンチンカンなことを言ったり、興味のありそうな表情にならないので、座がしらけたりしがちです。

興味の幅が狭く、話すなら相手に合わせるよりも自分の好きな話をしたいので、周りの人はそこを理解してあげましょう。

対処法

不自然でも無視せず、話題には少しでも付き合う

その友人のガンプラの話題も無視せずに、サッカーの話でひとしきり盛り上がったあとでいいので、そちらへ話題を転じてあげましょう。

ガンプラを無視して「こっちの話にちゃんと付き合えよ」なんて言うのはタブーです。「ガンプラかあ、ちょっと待っててくれよ」とさりげなくブレーキをかけておいて、区切りのいいとき、話題を変えればいいでしょう。

友人編

Case 2 嫌味を言っても、冗談を言っても、言葉のまんま受け取られてしまう

食べ物の好き嫌いがあまりに多い女友だちに、「そんなんじゃ、結婚しても旦那さんの料理作れないよ」と言ったら、「それなら、結婚しても料理を作らなくていい人と一緒になります」と真面目な顔で返されました。

嫌味も冗談も通じない人が世の中にはいます。

人から言われた言葉を、そのまま言葉通りに受け取ってしまい、裏に込められた意味や微妙なニュアンスを読み取ることができないのです。

この方はおそらく、「好き嫌いを減らすようにしないと彼氏もできないよ」とか、「わがままの多いところを直さないと、結婚なんかできないわよ」という意味を込めて女友だちに言ったのでしょう。そうした言外の意味をくみ取るのが苦手なのは、コミュニケーション能力の低い人の特徴と言えます。言った方はがっかりし

たり拍子抜けしたりするばかりで、会話も楽しくありません。

会社の同僚に、帰りに「一杯だけ付き合えよ」と言われてしぶしぶ居酒屋へ入り、一杯だけ飲んだら「失礼します」と帰ってしまったら、残された人はどう思うでしょうか。

相手はどんな気持ちで自分に声をかけてきたのか、それを思いやる想像力が欠けていると、人間関係はいつまでもうまくいきません。

対処法

言葉には裏の意味もあることを伝えましょう

かける言葉には「裏の意味や皮肉」が混じっている場合もあることを、いちどしっかり伝えてみましょう。「さっきはこう言ったけど、あれは実はこういう意味なんだよ」と説明するのもいいかもしれません。そのままストレートに受け取って、ストレートな反応を返すと、相手に失礼だったり、人を不愉快にしてしまう場合もあります。

とくに日本では、言葉の隠れた意味や微妙なニュアンスをくみ取ることは人付き合いの基本で、それも大人の礼儀だということを理解してもらいましょう。

友人編

Case 3

自分が全部正しいと思い込んで、会社や人の批判ばかりしている

学生時代からの友人で、たまに会うと、「周りは仕事ができない人ばかりだ」と会社の悪口と愚痴をずっと言い続け、「自分はそのために残業や休日出勤ばかりしている」とイライラをぶつけてくる人がいます。友だち付き合いをやめたくなります。

こういう人はある意味完璧主義で、自分が描いている理想や基準に満たないものはすべて否定したがるのです。

会社を辞めて別のところへ移っても、おそらくこの調子は変わりません。

僕の患者さんでも、2週間おきに来院しては、ずっと会社の愚痴を言っている方がいました。日本を代表する有名企業の社員でしたが、会社も上司も同僚もいかにダメかというのをずっと聞かされ、2週間後もまた同じ調子で愚痴をこぼさ

れました。

裏返せば、「自分はいかに正しいか」ということをアピールしたい人で、それを周囲に認められないことがストレスになるという、人間関係がうまくいかない典型例です。

また、自分はじつは優れているわけでもないし、周りも別にダメ人間ばかりではないことを、冷静に客観的に見られなくなっているのです。

対処法

友人として真摯《しんし》に忠告して、だめならしばらく距離を置く

完璧を目指す姿勢はある程度認めた上で、自分だけのルールや基準をいったん外して、会社も自分の仕事も客観的に見てみるようアドバイスしてみましょう。

ただし、こういう人は「メタ認知」の能力が下がって、自分の都合優先で主観的に物事を見る癖がついていますから、友人の忠告さえ素直に聞けないかもしれません。

会うたびに憂うつになるようなら、いったん距離を置いてしばらく会わず、メールなどでクールに忠告するのもいいでしょう。

交遊編

Case 1　デートにはいつも遅刻するし、どこへ行くにも荷物が多い

付き合い始めて2か月の彼（会社員）が、デートの待ち合わせにいつも遅れてきます。まだ手をつないだこともありません。それに、どこへ行くにもいつも大きなリュックを背負ってきます。本気で付き合う気があるのか心配になります。

何をするにも段取りが悪い人なのかもしれませんね。

遅刻が直らないのは、物事の優先順位がつけられず、待ち合わせ前によけいなことばかりしている可能性があります。本来ならデートが最優先で「待たせちゃいけない」と思うところを、別の用事をいろいろ済ませてから来たり、若い男性だと直前までゲームに夢中だったりしますね。おそらく時間管理が下手で、「こんなことしていたら間に合わなくなる」という先の見通しを立てられないのです。

不自然に荷物が多いのも、優先順位がつけられないので「あれもこれも、念の

ためにあれも」と何でもかんでもリュックに入れて、安心したいのでしょう。
とくに気になるのは、手をつなごうとしないという点です。親しい間でも体にさわられるのを極端にいやがる人がいます。これも含め、医者の目で見れば彼にはアスペルガー的特徴が表れています。

対処法

「アスペって知ってる？」と二人で話してみることも必要

彼は自己管理が苦手でマイペースなだけかもしれません。しかしアスペルガー症候群の可能性も高いので、いちど彼にそのことを話してみたほうがいいでしょう。最初は深刻にならずに、「アスペって知ってる？　最近増えているみたいだけど」と軽めのノリで話題にしてみましょう。素直に話を聞き、本人も認めるようなら、互いに自覚した上での付き合い方を考えればいいのです。もし話を受け入れず怒り出すようなら、付き合いそのものを見直したほうがいいかもしれません。

交遊編

Case 2

あらゆることに敏感すぎて、普通のことが楽しめない

小学校からの友人ですが、大きな音がダメ、眩しい光がダメ、変な匂いがダメ、という男がいて、遊びに誘っても「ヘッドホン＋帽子＋サングラス＋マスク」という完全武装の怪しい風体で来るので、どこへ行っても楽しめません。

外からの刺激に敏感すぎる人なのですね。

僕もその傾向はあるので気持ちはわかりますが、そこまでやると確かに怪しい雰囲気で周りも引いてしまうでしょう。

五感（視覚・聴覚・味覚・嗅覚・触覚）への刺激に過敏だと、外出しても楽しめる場所が限られてしまうので、友だち付き合いが少なくなりがちです。

アスペルガー症候群の人は五感が非常に敏感なことが多く、とくに騒音や不意の大きな音に対して過剰な反応が表れやすいのです。その友人にも当てはまる可

能性がありますね。

本人は過敏さを自覚し、自己防衛のためにフル装備になってしまうのですが、周りからは違和感を持たれやすく、一般社会には順応しづらい面があります。

対処法

過敏な友人にも楽しめる場所で心地よく過ごす

コンサートや映画に行っても、飲食店へ行っても、刺激に過敏で「ちょっとダメだわ」と言われたりすると、同行者も楽しめませんね。それでも付き合いの長い友人なら理解を示し、自分の価値観を押し付けたりしないよう注意したいところです。

本人にとって心地いい場所もあるはずなので、たとえば自然豊かな山や水辺の公園、人の多すぎないお寺や神社、美術館など、静かな場所を一緒に楽しむのもいいと思います。むしろ一般の人は、日常にあふれる人工的な刺激にさらされて鈍感になっているので、精神衛生上いい時間が過ごせると思います。

人間関係がうまくいく！ コミュニケーション力UPのコツ①

コミュニケーション力UP！

まずは社会のルールや常識を身につける

社会で生きていくには、多くの他人との関係の中で、人の感情を傷つけたり迷惑な思いをさせたりすることなく暮らしていかなければなりません。

社会のルールやマナーというのはそのための規範で、これを守ることでトラブルや感情的対立を防ぎ、みんなが平穏に暮らせるのです。

また、一般常識というものを身につければ、相手に失礼な思いをさせたり自分が恥をかいたりすることなく、とりあえず周囲とうまくやっていけます。

正しい言葉づかいや敬語を覚えたり、身だしなみのマナーを知ることは、それだけでもコミュニケーション力をUPさせます。

もし「自分は変わっているし、人と違っていていいのだ、常識なんていらない」という思いがあっても、他人とうまくやっていけない人生はつらいものです。本を読んだり話を聞いたりして社会のルールや常識を身につけるだけで、人間関係は格段にうまくいきます。

コミュニケーション力UP 2

自分に合うストレス解消法を見つける

仕事でも人間関係でも、世の中は自分の思い通りにならないことだらけです。普通の生活をしているだけでも自然とストレスはたまるので、これを自分で上手に発散する方法を見つけましょう。

好きな音楽、落ち着く場所、気分が上がる食べ物や飲み物、心が安らぐ香りなど、自分を癒してくれるものを見つけ、身近に用意しておくといいですね。気分が滅入ったり、人と接して疲れてしまったときなど、それでストレスを軽減しましょう（ただしアルコールは依存性があるので注意）。

マッサージやサウナ、温泉、日帰り旅行など、心身をリフレッシュさせるものもいいでしょう。すっきりした心で人と向き合えば、相手に与える印象もぐっとよくなります。

同僚編

Case 1

経験から学べず、同じ失敗を繰り返してしまう

同期入社の同僚が、取引先への納品ミスや誤発注など、同じ間違いを繰り返しています。そのたびに周りはフォローに追われ、会社にとっても損害です。新人の頃は優秀だったのにどうしちゃったんでしょう。

どんな会社でも、同じミスをたびたびすると、注意力散漫とか、やる気がない、たるんでいるなど非難が集中します。「あれだけ注意しろと言ったのに、なぜ同じ失敗をするのか」と不可解に思われることもあるでしょう。

同じミスを繰り返してしまう場合、本人の中では「以前のミスのことはすでに終わっている」と思っていることもあります。自分は十分反省したし、謝罪もした。あれはあれで完了している、と。そしてまた同様のミスをしても、それは「新たなミスが起きてしまった」という認識なのです。だから以前の反省がほとんど

生かされていないことがあります。気持ちの切り替えが早すぎて、またやってしまう例と言えます。

そのほか原因として多いのは、「また失敗してしまうのではないか」という不安から、仕事へ向かう気持ちが萎縮《いしゅく》している場合です。緊張や萎縮によっていつも通りの能力を発揮できなくなり、ミスを見逃してしまうというパターンです。

切り替えができずミスをずっと引きずっている人が陥りやすい状況です。

対処法

叱咤や激励よりもストレス軽減の手伝いをする

仕事量が負担になっているようなら、周囲の理解と協力も必要です。そしてできれば職場での緊張をやわらげる方法を考えてあげましょう。一緒にランチへ出かけたり、昼食後にちょっと散歩するのも気分転換になります。

「気持ちを入れ替えろよ」とか「同じミスはもうなしだぞ」「新人のとき優秀だったじゃないか」などの言葉はプレッシャーを与えて逆効果になるので避けましょう。

同僚編

Case 2

混んだ電車に乗れず、半休や欠勤がやたらと多い

会社の同僚で、通勤電車の他人の匂いがだめだという女性がいます。気分が悪くなって電車を降りて午後から出社したり、急に休んだりする日も多く、自分にも仕事の負担が増えて迷惑しています。

急に休まれると予定も立たないので困りますね。しかし、会社に来られないほどですから、本人にとっては深刻な問題なのだろうと思います。

本人は周囲に迷惑をかけていることは自覚しているでしょうし、必要以上に自分を責めて、それがよけいストレスとなって心身の不調を悪化させることもあります。

なので、面と向かって本人を非難したり迷惑がる様子を見せるのは避け、体調を気づかってあげましょう。職場への影響は上司が配慮すればいいことです。

この女性は特定の匂いへのアレルギーがあるのかもしれませんが、自閉症スペクトラム障がいの可能性もあります。アスペルガー症候群は、五感がみな敏感だったり（反対に鈍感な場合も）、嗅覚、聴覚など特定の感覚だけとくに過敏だったりすることがあります。これは脳機能の偏りが影響していると考えられています。

対処法

苦手な状況を避ける努力をして原因を断つ

「匂いくらい我慢できないの？」など、非難めいた言葉を向けるのはやめましょう。混んだ車内での匂いがだめと原因ははっきりしているので、事情が許せば、混まない時間帯での「時差通勤」をすすめるという対処法が考えられます。

また、通勤電車がどうしても苦手な人が、職場を徒歩で通える場所へ引っ越して解決した例もあります。要するに原因をなくせばいいわけです。

極度に匂いに敏感な人は、マスクの常時使用や、アロマオイルなど自分が落ち着く香りを携帯して、不快になる前にそれを使って予防する方法もあります。

部下編

Case 1 曖昧な指示がわからず、複数のことをこなせない

入社10か月の部下に、「A社とB社の資料をなるべく早く作っておいて、課長に渡すやつだから」と指示したら、夕方まで何も手をつけておらず、「何やってたんだ！」と怒ったら、「どうしたらいいかわからず悩んでいたら時間ばかり過ぎて……」という返事が返ってきました。

「なるべく早く」とか「適当に頼むよ」「ちゃんとやっておいてね」など、曖昧な指示を理解できない人が職場にはいますね。

〝なるべく早く〟はいつまでやればいいのか、〝適当に〟と〝ちゃんと〟はどの程度やることなのか、その辺の塩梅《あんばい》がいつまでたってもわからないのです。

「あれ進んでるだろうな？」と聞かれて、「あ、はい」と返事したものの、「あれ」が何のことかわからないということもあります。曖昧だったり抽象的だったりす

る指示が理解できないのです。こうした人は、経験を積んでもなかなか自主的に仕事ができません。

また同時に複数のことを頼むと、何をどんな手順で進めればいいのかわからなくなり、混乱をきたしてしまうことがあります。

これは脳のワーキングメモリー機能（仕事の中身・手順・必要な情報を必要な期間だけ頭の中にキープしておく機能）がきちんと働いていないことが原因と考えられます。

一つのことには集中できても、もう片方がおろそかになってしまうのです。

対処法

指示は一つずつ具体的に示し、周囲もサポートする

こういう人を部下に持つとなかなか大変ですが、面倒がらずに、まず指示はできるだけ具体的に一つずつ与えることを徹底しましょう。メモに書き出して渡すのがベストで、順を追ってこなしていけば仕事は成立することを、繰り返し教えることです。

周りのサポートも大事で、どんな単純な質問にも明確にすぐに答えてあげる姿勢が必要です。

部下編

Case 2 敬語がまるで使えず、上司や先輩にもタメ口を使ってしまう

入社半年の若手が、「うちの部長様はどこらへんにご在社ですかね?」などと敬語の使い方がめちゃくちゃです。おまけに上司や先輩との打ち合わせで「それウケるっすねー」「超まじやばいアイデア」などタメ口が出て、頭の痛い存在です。

学生時代に同じ趣味の仲間としか付き合ったことがない人が社会に出ると、こういうケースがままあるようです。

本人の常識の問題や社会経験が浅いことが大きいのですが、このままだと大事な顧客や取引先にも失礼な言葉を使ってしまう恐れがありますね。

自分が置かれている立場や相手との関係性に応じた話し方をするよう、一から指導していくしかないでしょう。

言葉づかいの奇妙さがどうしても直らない人は、脳機能のある部分の偏りが関

与している可能性もあります。

たとえば、人間関係では、初対面から何度も会って親しくなっていくうちに、関係性も変化していくものです。普通はそれに応じて話し方も段階的に親密になっていきますが、最初から異様に馴れ馴れしい口調の人や、親しくなってもずっと丁寧な敬語を使ってよそよそしい人もいます。

対処法

人に与える不快感や不自然さを丁寧に伝える

若手の新人だと使えるボキャブラリーも少なく、場に応じた言葉づかいに不慣れなこともあるので、根気強く注意して直していく必要があります。不自然さや相手に与える不快な印象を丁寧に説明して、本人の自覚を促しましょう。

脳機能の問題でいうと、アスペルガーの人には、関係性の変化に応じた言葉の使い方が苦手だという特徴があります。その場にふさわしい言動へと誘導しましょう。

部下編

Case 3 話すとき人と目を合わせられず、チラ見ですまそうとする

25歳で転職3回の新入社員。人と話すとき相手の顔が見られず、「話を聞くときはちゃんと相手の目を見ろ」と課長に何度説教されても直りません。周りと話すときも相手のほうを横目でチラ見するばかりで、馬鹿にされているような気分になります。

他人と視線を合わせられない人は世の中に一定数います。

視線恐怖とも言われ、多くは対人恐怖症の一種とみなされます。

自分の視線が相手に不快な信号を送ってしまうのではないかと恐れたり、相手の視線から送られる情報や刺激を受け取ることを、無意識に避けるために起こります。

日常生活にはさほど影響しませんが、仕事や対人関係では誤解を招きやすく、

「なぜ当たり前のことができない」とか、「人が嫌いなのか」「馬鹿にしているのか」と思われがちです。

とくにアスペルガー症候群の人に多く見られますが、この場合は脳機能の問題で、人の顔を見ると働くはずの脳の上側頭回という部分が働いていないことがあるのです。つまり、表情から相手の感情の動きを読み取ろうとする脳の指令が出ないので、人と目を合わすことに関心が低いのです。

対処法

アイコンタクトよりも意思の疎通を大事にする

課長の説教を受けるたびに本人はつらい思いをしているはずです。こういう人は対人折衝の少ない、一人で行える仕事を選んだほうが疲労は少ないでしょう。

人と人はアイコンタクトでわかり合える部分がありますが、脳機能の問題で目が合わせられない人もいることを理解してほしいのです。彼らは無理に目を合わせようとすると疲れてしまうので、横目でチラッと応じることになります。目を合わせなくても話をきちんと理解し、会話になっていればよしとしましょう。

上司編

Case 1 自分だけのルールへのこだわりが強すぎる直角上司

総務部上司の課長は、書類や文具類の小物が机の上に正しく並んでいないと機嫌が悪く、お茶を置く位置まで決まっています。会議室では机と椅子、机上の資料がすべて完璧に直角に並んでいないとやり直させます。ときどき息が詰まります。

自分の中に確固たるルールがあって、それ以外のものは認められない人ですね。自宅と会社の行き帰りのルーティーン（手順）は全部きっちり決まっていて、何年も変えていないかもしれません。

こういう人は、「常にデスクは整然としていなければならない」「直角こそ美しい」といった思い込みやこだわりが強く、パターン化しているものに安心するという特徴があります。頑固で融通が利かない一方、常に同じであることや、規則的に同じことを反復するのを気持ちいい（または得意）と感じる面もあります。

逆にイレギュラーなことへの対応は不得意です。たとえば会議の進行が急に変更になるとオタオタするとか、手順を踏まない提案が上がってきても取り合わないとか、臨機応変が苦手な、わかりやすい反応が見られます。

こうした特徴から、上司のこだわりのよい点・よくない点をつかむと、意外に付き合いやすい面もあるはずです。

対処法

本人のこだわりを心地よく刺激するコツを覚える

こういう上司の前では、奔放な態度や乱雑な机などは見せないように注意したいですね。規律を守り、整理整頓を心がければ課長のこだわりを満足させ、仕事もできるとみなされそうです。ただしあまりにも杓子定規で息が詰まるようなら、羽目を外せるようなアフター5のイベント（もちろん上司も参加）を企画してみてはいかがでしょう。ガス抜きとなるし、オフの上司の意外な面も発見できるかもしれません。

上司編

Case 2

相手の状況にかまわず、社内クレーマーと化す鬼上司

部下の小さなミスを何週間もいじいじ指摘し、中華料理店の出前が注文を間違えたら、社員の前で長々と説教をしていました。業者からの問い合わせ電話に失礼があったときも30分怒鳴り散らして……うちのクレーマー上司が苦痛です。

プチッと切れたり、感情が爆発すると一方的に話して手に負えなくなるタイプですね。

おそらく会社以外のあちこちでもクレーマーになっていると思います。

激情家でありしつこい性格だとなかなか面倒ですが、話の内容自体は正当で筋が通っているのであれば、自分で一方的な話をやめるきっかけがわからない方なのかもしれません。自分がしていることを客観視できず、もうここで十分だというところで言動を調整したり切り上げたりすることができないのです。

「自分は正しいことを主張しているのだから、何度も言い聞かせるのが当然だ」という思い込みもあるでしょう。クレーマーの中には話が回りくどいとか、あちこちに飛びやすい、同じ話がグルグル回る、などの特徴を持った人もいます。話し始めると相手の状況など考えず、反論されるといっそう火が付いてしまいます。

対処法

「地雷を踏まない」ように注意しながら仲介役を投入

出前のお兄さんを長々と引き止めたり、電話相手を30分も拘束したりすると、相手の仕事にもかなり影響が出ます。相手の状況を考慮しない説教は、効果より迷惑が大きいはずです。そこを理解していないからクレーマーになるわけですが、それでは社内の士気も低下します。あなた自身も「地雷を踏まない」よう接触時には注意が必要ですね。

上司の噴火が始まったら、できれば仲介や交渉の上手な人に途中でスッと入ってもらい、「もう十分伝わりましたから」と切り上げのタイミングをさりげなく促すようにしましょう。

コミュニケーション力UP 3

物事のとらえ方や思考の癖を変える

人それぞれ、物事のとらえ方や考え方の癖があります。その人の思考パターンというものがあり、同じ出来事でも、暗くネガティブにとらえる人や、前向きにポジティブにとらえる人もいます。

人間関係に悩みやすいのは、つい暗くネガティブにとらえて「落ち込みやすい、傷つきやすい、悲観しやすい」という人です。そういうとらえ方の癖がついてしまっているので、これを意識的に変えていくことがコミュニケーション力アップに有効です。たとえば日記やメモ帳にその日の出来事を書いて、自分の感情の動きを思い出していくと、とらえ方や思考の癖がわかってきます。

自分の心の癖を客観的に見ることで、「こんなことで落ち込む必要はなかった」「相手はそんなつもりで言ったのではないのに人の言葉をネガティブにとらえていた」といった気づきが生まれます。それらを整理しながら、とらえ方を少しでもポジティブに変換できるよう意識すると、落ち込みやすい心の癖から少しずつ抜け出せるようになります。

コミュニケーション力UP 4

嬉しいことやワクワクしたことを記憶づける

寝る前に、その日にあった出来事から、ちょっとでも嬉しかったこと、ワクワクしたこと、感動したことを、ゆっくり思い出してみましょう。

「初めて入ったお店のランチがおいしかった」「同僚のえっちゃんがコーヒーをいれてくれて、チョコをくれた」「会社の窓からきれいな虹が見えた」など、ごく小さなことでも他愛のないことでも、自分にとってよかったこと、少しでもハッピーになれたことなら何でもいいのです。

できればそれらを日記に書いておくと、脳により強く記憶づけられます。しばらく続けてこれを習慣づけると、次第に幸福感に満たされた自分を感じられるようになり、表情にも表れます。薄幸な暗い顔より、そんなあなたの顔が人間関係にもプラスに働きます。

夫婦編

Case 1

数字に異常にこだわり、時刻表も暗記している

結婚3年目の夫。とにかく数字に強く、数字にこだわる人で、外出するときは分単位で行動予定を決め、時刻表の数字も完璧に記憶しています。予定がずれると不機嫌になり、人付き合いは苦手。子供が生まれるので、この先ちょっと心配です。

数字が異様に好きだったり、数字に関する記憶力がずば抜けている人がときどきいます。ＪＲの駅名を北から順に暗記したり、特定のものへ抜群の記憶力を発揮する子供がいますが、同じ系統に入るのだろうと思います。

ご主人の数字に関する記憶力も特別なようですから、できればその才能を何か暮らしに役立つことに使ってもらいましょう。歩く家計簿や預金通帳、歩く時刻表になってもらうとか、お友だちや知り合いの誕生日を全部覚えてもらうとかす

ると、かなり助かると思います。

ちなみに脳機能の一部に偏りがみられる「サヴァン症候群」と呼ばれる人たちは、特定分野で天才的な能力を発揮することがあります。サヴァンはフランス語で「賢人」の意味で、古くはレオナルド・ダ・ヴィンチやモーツァルトがそうだったと言われています。ダスティン・ホフマン主演の映画『レインマン』(1988年)は、ひと目であらゆる数字を記憶してしまうサヴァン症候群の男性が主人公でした。

対処法

特別な才能は認めつつ幸福を目指す

ご主人がそうだとは限りませんが、もしサヴァン症候群だとすると、一般的なコミュニケーション能力に欠ける場合があります。その傾向を感じることがあれば、折にふれ、どんなことに気をつけていくか夫婦で話し合っておくことも大事です。

また今後の幸せのためにも、ご主人はその特殊な才能が生かせる職場で働けることが望ましいですね。

夫婦編

Case 2　喜怒哀楽が表情に出ないので、楽しいのかどうかもわからない

結婚1年半ですが、夫はいつも無表情です。いまだに何を考えているのか顔からはわかりません。口調も抑揚がなく棒読みなので、私といても楽しくないのかと思ってしまいます。

感情が表情に出にくい人は、リアクションや行動でも喜怒哀楽の表現が苦手なことが少なくありません。なかには、怒っているのかと周りに思われた人が、本当はとても喜んでいたということもあります。

たとえばアスペルガー症候群の男性は、結婚前に付き合っていた頃は「いつもクールで真面目な人なんだ」と思われがちです。結婚後しばらく経ってから、その表情がほとんど変わらないことに奥さんが気づき、そこで初めて「変わっている人なんだなあ」と認識されるケースも現実にけっこうあります。

本人はちゃんと感情の起伏があり、喜んだり悲しんだりしているのですが、なにしろ感情表現が苦手なのです。口調が棒読み風なことも、アスペルガーの特徴の一つですから、ご主人はその傾向がありそうですね。

対処法

感情は顔でわかるわけではないし、表情も筋トレでほぐれる

結婚相手は感情表現豊かなほうが楽しく過ごせそうです。しかしアスペルガー症候群の人も「楽しくない人」ではないので、二人で幸福になるのはむずかしいことではありません。奥さんは無表情を責めるような発言は慎みましょう。

もしご主人がその無表情のせいで家の外で苦労するようであれば、鏡に向かって「イー」の口の形を作って笑顔の練習をすることをすすめます。固まった表情筋をほぐす顔の筋トレです。笑顔を作る癖をつけると、脳内物質セロトニンが分泌され、前向きでハッピーな気分になりやすくなります。すると表情も柔らかくなってきます。

夫婦編

Case 3

食べるものもベッドも別、これでも夫婦と言えますか？

20代後半の夫婦。結婚してから妻に「あたしアスペルガーなの」と告白されました。現在は食事も別々、ベッドも寝室も別々、連絡や言いたいことはノートに伝言します。妻を嫌いにはなりませんが、これでも夫婦と言えますか？

夫婦となって、それも奥さんがアスペルガーの場合、ご主人はかなりご苦労があると思います。ただ、それは世間一般の基準での苦労で、アスペルガーをきちんと理解すれば苦労とは感じなくなるかもしれません。

好き嫌いが多く、五感が過敏なことがあるので、食事や寝室が別になるのはやむを得ない……というより自然な正しい対処と言えます。言いたいことも曖昧な言葉で口で伝えるより、ノートに書いたほうが素直に理解できることも多いのです。

無理に同じものを食べたり一緒のベッドで寝たりすると、アスペルガー本人には多大なストレスになる場合があります。普通とは異なることも、奥さんの「わがまま」ととらえず、「アスペルガーの個性」として前向きに考えるようにしましょう。

もちろん、現在でも立派なご夫婦と言えますよ。

対処法

正しい理解があれば幸せはやってくる

アスペルガーの人は人と長い時間一緒にいるだけでもストレスを感じてしまうので、奥さんが一人でくつろげる場所と時間はやはり大切です。それを「嫌いだから離れるんだ」と思い違いしないことが大事なのです。

会話でも曖昧な指示やどっちとも取れるような表現は避け、質問があるときは、イエスかノーかで答えられるように単純化する工夫も大事です。

アスペルガー症候群というものを正しく理解することで、ご主人の心の負担はかなり軽減されると思います。どうぞお幸せに。

夫婦編

Case 4

計画性ゼロで、入ったお金は全部使ってしまう

33歳の夫は何をするにも計画性がなく、お金の管理もできません。給料もボーナスも最低限の額を私に渡すと全部使ってしまいます。貯金はまったくできず、その代わりアメコミヒーローのフィギュアが家中に増えています。

物事への想像力が欠けている人は、お金の管理も苦手なことが多いようです。このお金を使ったらあとでどうなるか、残しておかないとどんなとき困るかと想像できないのです。想像力がないと何かを計画的に進めることがむずかしいので、思いつきで高額な買い物をしたり、好きなものにどんどんお金をつぎ込んだりします。ご主人のフィギュアコレクションは今後も増える一方でしょう。

コレクターだと、ネットの通販やオークションで欲しいものを際限なく購入してしまうケースもあり、家計の破綻やカード破産という結末にもなりかねません。

さらに注意したいのは、知り合いに頼まれて簡単にお金を貸すなど、金銭面で周囲に都合よく利用されてしまうこと。トラブルに巻き込まれやすく、本人の信用をなくしたり、最悪の場合仕事を失うこともあります。

対処法

お金のルールを決めてカードも使わせない

奥さんは早めに手を打ったほうがいいですね。収入から生活費・貯金などに回す割合をルールとして明確に決めて、それを守れないと生活していけないことを数字を示して納得させましょう。計画性のなさは直らないので、奥さんがすべてお金を管理するか、プロの助けを借りて給与天引き型のマネープランを構築したいところです。カード決済のネット通販は無計画性を助長するので、できればクレジットカードは持たせないように。ご主人のようなアスペルガータイプでカード破産や金銭トラブルに遭う例は少なくありません。友人知人との大金のやりとりも禁物です。

夫婦編

Case 5

マイルールやワンパターンが不思議なくらい好き

36歳の夫は決めごとが好きで、我が家だけのオキテがいくつもあります。月曜から金曜までパンツと靴下の色は決まっているし、朝食は目玉焼きとスクランブルエッグを1日おきに。土日のお昼はカレーじゃないと怒ります。ワンパターンで何が楽しいのかわかりません。

ご主人は自分で決めたマイルールや自分流スタイルに合わせて過ごすことが心地よい人なのです。

他人には意味不明の決めごとでも、本人は「この通りじゃないと困る」と思っています。規則に沿って、いつも通りのパターンをこなすことで安心するのでしょう。

これは男性に多い傾向で、自分の生活リズムをキープする役割もあります。日本からメジャーリーグへ行って大活躍したイチロー選手は、朝食はカレーとずっと何年も決まっていたそうです。

ルールを乱されたり、いつものパターンが守られないと不機嫌になることがありますが、家族に強制したり、誰かを困らせることを意図してルールを作っているわけではないので、気楽に付き合っていけばいいでしょう。

対処法

勝手に決まりを変えたり急な変更をすることは避ける

異常なこだわりがあるほどでないなら、家族もそのパターンを楽しむくらいの気持ちでいればいいと思います。

ただし、ご主人は突発的な出来事や急な変更に臨機応変に対応するのが苦手なので、周りの都合で予定やパターンを勝手に変えないように注意したいですね。

また新たな決めごとが施行されそうな場合、ちょっと面倒な内容であれば、奥さんの側からも何か新ルールを提案し、守ってもらうのを条件にしてはどうでしょう。

コミュニケーション力UP 5

外見のネガティブな部分を減らす

見た目が人に与える印象は思いのほか大きいものです。初対面で悪いイメージを持たれてしまうと、それを拭い去るのはなかなか大変です。

服装がだらしない、清潔感がない、持ち物の趣味が悪い、姿勢が悪いなど、最初の悪い印象は先入観となり、コミュニケーションにも響いてきます。

一般常識にも照らし、その場にあった服装か、髪や爪が伸びていないか、靴は汚れていないかなど、出かける前にチェックするのは他人への礼儀でもあります。

それを自分のこだわりや個性を優先して、相手に不快感を与えてしまうのはマナー違反なのです。奇抜で大胆なコーディネートや、少女趣味のキラキラ小物で固めていくのは、プライベートな時間にやりましょう。

外見のネガティブな部分を減らすだけで好感度は上がり、コミュニケーションも円滑になるはずです。

コミュニケーション力UP 6

相手の自己重要感を満たすことを心がける

すでに第2章で書いていますが、コミュニケーション力アップの秘訣と言えるのがこの「自己重要感を満たすこと」です。自分に置き換えてみるとわかると思いますが、たとえば自分がすっかり落ち込んでいるとき、誰かにほめられたり教えを乞われたりして、「あなたは自分にとって大切な人だ、周りからも求められている人だ」という思いを伝えられたら、どんな気持ちになるでしょう。

嬉しくなり、勇気を与えられ、またがんばろうと思えるはずです。そして伝えてくれた相手に好意を覚え、「自分もこの人のためになることをしてあげよう」と思うでしょう。

これがまさにコミュニケーションの真髄なのです。相手も自分もよい気分になる。自分の都合を優先させず、まず人をいい気持ちにすること。それを心がけましょう。

もしかして、アスペルガー？　簡易自己診断リスト

本書で何度もふれているアスペルガー症候群。自分や周りにいる人が「もしかしてそうなのかも!?」と思った人は、アスペルガーの特徴である以下の項目に当てはまるかどうか、チェックしてみましょう。6つ以上当てはまる場合、アスペルガー症候群の可能性があります。気になる場合は専門の医療機関に相談してみましょう。

□思ったまま、見たままを正直に口にしてしまう。
□周りからKY（空気を読まない）とよく言われる。
□会話では自分が一方的に話していることが多い。
□好きなことには周囲が気にならないくらい没頭する。
□無表情だとか人と目を合わさないと指摘される。
□人が気にしないような物音や匂いに敏感だ。
□食べ物の好き嫌いが多い。
□同時に二つ以上のことを頼まれると対応できなくなることが多い。
□仕事や旅行に行くとき、いつも極端に荷物が多い。
□新しい環境には極度の不安を感じる。

第4章

「生きづらさ」は最強の武器になる

「生きづらさ」を抱える人たちが世界を変えてきた

時代の革新者はアスペルガーだった

発明王エジソン、アインシュタイン博士、アップルコンピュータの創業者スティーブ・ジョブズ、マイクロソフトの創業者ビル・ゲイツ。

その天才的な頭脳や独創的アイデアで世界に名を残した彼らに共通するのは、アスペルガー症候群だと言われていることです。

日本では、その言行録などから戦国時代の武将・織田信長がアスペルガーだった可能性が指摘されています。

彼らはみな、その功績によって世界を変えた時代の変革者です。

そして全員が、社会性やコミュニケーションに問題を抱えるアスペルガーだったというわけです。

エジソンは子供の頃、学校の成績がまるでだめで、教師からは落第生扱いをされていました。アインシュタイン博士は服装にまったく無頓着で、髪の毛もボサボサ、若い頃はいつも素足に靴を履いていたそうです。

スティーブ・ジョブズは極端な偏食で、ほとんどシャワーも浴びず、腹を立てると社員を何人も即刻クビにしていました。30歳の頃は自分が作ったアップル社から解雇されてもいます。

ビル・ゲイツもまた、社員の車のナンバーをすべて暗記して出社・退社を確認するような一方で、相手の目を見て話すのが苦手だといいます。

織田信長も、鉄砲を活用した新戦法を取り入れたり、南蛮貿易を奨励するなど先進的な考えを持っていましたが、ひどい癇癪《かんしゃく》持ちで家臣は大変だったようです。

コミュニケーションが下手。人間関係をまともに作れない。生きづらい。

彼らはみなそんな資質を抱えていました。

しかし、だからこそ、自分の得意な分野で飛び抜けた才能を発揮できたのだと言うこともできます。

◌〝変わった人たち〟が世界を進化させた

「アスペルガーがいなければ、世界は石器時代のままだった」

精神医学の世界では、そんなことが言われることがあります。

つまり、「はるか昔の時代から、人間が住むこの世界を革新し、文明を進化させてきたのは、アスペルガーの人たちだったではないか」というのです。

誰もまだやっていないようなことを、平気でやる。

周りのことなど考えず、自分の気持ちを優先する。

特別に高度な知能を持っている領域がある。

特定の分野への強い興味を持つ。

熱中してやり始めると非常にしつこい。

そういうイノベーター（革新者）になる素質は、アスペルガーの特徴とまさにピタリと一致します。


世の中は、ずっと同じことばかり繰り返していたら進歩しません。

「何か違ったことをやってみよう」

「誰もやってないけどやってみよう」

そういう発想とチャレンジ精神を持つ人間が現れない限り、何も進歩しないのです。

つまり大昔の石器時代、エジソンやスティーブ・ジョブズのような人と違うことばかり考えるアスペルガー的人間が現れ、それまでにないことをやり始めたと考えられるのです。

木と木をこすり合わせたら燃え出すかもしれない。

これをよじり合わせたら頑丈な縄になるかもしれない。

これとこれを溶かして混ぜ合わせたら石より強い武器ができるかもしれない。

そんなことを実際にやってみる「変わった人たち」は、おそらくその後も時代ごとに現れ、この世の中を進歩させてきたのです。

◯「AI時代」に生き残るKYな人々

第1章で書いていますが、僕自身、研修医の新人時代に、「誰もやっていない長期の海外旅行」（しかも12日間）を夏休みに実行したことがあります。

一部のひんしゅくを買ったものの、僕が前例のないことをやったことで、その後みんなが長期休暇を取れるようになりました。

僕がまるで空気を読まない行動をとったことで、以前からの慣習が破られ、いわば自由な新しい空気が流れ出したわけです。

もちろん僕がやったことは大したことではありません。

でも、空気を読まない、根回しもできないアスペルガーの人がとる行動は、ときに非常に合理的で、斬新な結果をもたらすことがあります。

アスペルガーに代表される、コミュニケーションも苦手な「生きづらい系」の人間こそ、現状維持の古い体質をぶち破る可能性を持っている。

そういうことが言えると思うのです。


もうすぐ間違いなく「AI（人工知能）」の時代が来ます。

人間の感情の機微までは理解できないだろうと考えられていたAIですら、すでに「空気を読む」能力を持ち始めています。

たくさんの職業・役割がいずれAIに取って代わられていきます。

怖いことに、人が長い間誇りを持って取り組んできた職業も、「これからはAIのロボットでいいや」ということになり、「あなたはもうご用済みです」とされる人間が、今後どんどん増えてくるはずです。

平均的な能力しか持たない人間は、どんどんAIに置き換えられてしまう可能性が高いのです。


しかしそんな時代が来ても、もともと空気を読まず、自分の得意なところにだけ集中してきたアスペルガー的人々は強い。

枠にはまらないとんがった能力は、ＡＩには取って代わることができません。

言ってみれば、人間なのにＡＩ的な考え方を先取りしていたのがアスペルガーな人たちです。〝人間ＡＩ〟はＡＩに淘汰《とうた》されることはきっとないでしょう。

そしてどんなに時代が変わっても、自分の関心の向くところに集中し、いつかまた革新的なことで世の中を変えていくだろうと思います。

のめり込むほどの楽しみがあれば

コミュニケーションが下手でも、自分の好きな世界がちゃんとあるなら、人生はけっこう楽しく過ごせるものです。

僕は車が好きで、以前はクラシックカーにはまり、１９３０年型のアストン・マーティンという英国車を持っていたことがあります。

ＣＣＣＪ（日本クラシックカークラブ）という日本で最も歴史のある自動車同好会にも入り、勉強会にもよく参加しました。

そこでは「ネジの講義の日」というものがありました。丸々二時間、ひたすら「ネジ」の話です。ヨーロッパで戦前に使われていたネジの特徴とか、英国仕様のネジの種類だとか。

興味のない方にはまったく意味不明で退屈なはずです。でも僕には非常に面白くて、聴講者も居眠りしている人なんて一人もいません。古い車は修理のためのネジ一本集めるのも大変なので、みんなのめり込むようにして聞いているんです。ネジだけのブログを書いている人までいますからね。クラブの会員はみなマニアックで、アスペルガーな人が何人もいましたが、そこではもうみんなで滅茶苦茶楽しい時間を過ごせるわけです。

そういう楽しみを持てれば、人間関係がだめだとか、生きづらさというのはかなり中和されるはずです。そこを一歩出ると「変わった人」と見られても、のめり込めるくらいの楽しみを持っていれば、ちゃんと生きていけるのです。

◯好きな世界へのこだわりは変えずに

「変わった趣味だね」とか「ヘンなものが好きだねえ」と言われても、自分が好きなことならやめることはありません。

僕が知っている若い男性で、工業機械のカタログばかり集めている人がいます。機械ごとの性能から仕様までやたらと詳しいのです。

まったく何の役に立つのかわかりませんが、とにかく自分が好きで、誰にも迷惑がかからないなら、やり通せばいいと思います。

テレビで見た人では、液体洗剤マニアの人がいました。世にある液体洗剤をすべて小屋に集めて、新商品が出たら購入し、データをパソコンに打ち込んでいました。

とても周りは理解できないでしょう。でも、液体洗剤のオーソリティーとして、いつか世の中に必要とされるかもしれません。

今やほとんど目にできない鋳物の家庭用製麺機を収集し、趣味の雑誌を発行してメディアに取り上げられた人もいます。

昭和の鉄製の機械を動かし、自家製の麺を作って食べる。そういう個人的趣味に共鳴し、私もやりたいと思う人が現れて、イベントくらいできるかもしれません。

趣味が何か新しいことに発展していくこともあります。今は誰でも起業できる時代ですし、趣味を仕事にして成功する例もたくさんあります。

スティーブ・ジョブズもビル・ゲイツも、もとはコンピュータおたくの学生だったのです。

「自分は変なものにのめり込みやすい」などとネガティブにとらえずに、好きなものへのこだわりは変えずにいればいいと思います。

ちょっとの努力で空気は変わる

KY（空気を読まない）とみなされてしまう人は、「周りにもっと合わせて」としょっちゅう言われます。

でも、とくにアスペルガーの人には「合わせる」というのがよくわからないし、合わせる努力をしてもたいていうまくいきません。


ある病院の受付事務の人で、ちょっと変わった中年男性がいました。

周りの人はみんな制服っぽいものを着ているのに、一人だけアロハシャツを着ているのです。

受付にしては浮いているなあと思ってほかの職員に聞いたら、いつもラフな格好なので「シャツを着てきてください」と上から言われ、そしたらアロハシャツを着てきちゃったというのです。

仕事用のシャツ＝ワイシャツという概念がなく、シャツならいいんだろうと思ってアロハを選んじゃったわけですね。

この例のように、アスペルガーの人には「シャツを」だけではなく「白いワイシャツを」と具体的に言わないといけないのです。

僕も昔、「診察にはネクタイ着用」と言われて、「ネクタイなら何でもいいんだ」とハイビスカス柄のネクタイをしていったくらいですから、まったく同じです。

周りが「もっと合わせてほしい」と思うなら、なるべく具体的に指示すること。

アスペルガーの人が「自分も周りに合わせたい」と思うなら、「できるだけ具体的に指示してくださいね」と前もってお願いしておくこと。

そうしたちょっとしたことができれば、KYなことによって起こる事件は減るし、職場でも普段の人間関係でも、気まずい空気が流れることは確実に減るはずです。

KYな人たちだって成功する

先に書いたクラシックカーの同好会には、非常に個性的な方がたくさんいました。

同じ趣味を持つ人ばかりなので、集まりの場ではみんなニコニコしていましたが、僕も含め、一歩外へ出たら「変わっている」「KYな人」と言われそうな人が多いし、アスペルガーと診断されそうな人もあきらかに目立つのです。

それでも、クラシックカーはかなりお金がかかる趣味ですから、社会的に成功している人ばかりなのです。

つまり、KYな人でも成功するし、アスペルガーでもちゃんと社会的地位を築くことは普通にできるということです。

あまり喜ばれない話だと思いますが、医者や弁護士にもアスペルガーの人は多いのです。ある期間勉強にだけ集中することも得意なので、資格試験に強いということは言えるのかもしれません。

ただ、これを裏返せば、人間関係の構築もコミュニケーションも普通にできない医者や弁護士が少なからずいますよ、ということ。

おまけにKYなので、ひんしゅくを買うこともやってしまいます。

僕は若い頃、自閉症など発達障がいの児童を持つ親のための相談センターのような場所に通っていたことがあります。

医者が何名かと専門の職員数名でやっていましたが、そこの職員用駐車場には、一般の人にはとても買えない派手な高級外車ばかり並んでいたのです。

相談者の悩みは深刻で、家計の窮状を訴える方もいるのに、駐車場は場違い感丸出しでした。

今の僕ならさすがに「ちょっと配慮しましょうよ」と言えますが、世間知らずでK

Yな医者は、そんなことにも鈍感だったりします。

もちろん、アスペルガーで人間関係が苦手なままでも、職務に力を注いで世間に高く評価をされている医者や弁護士はたくさんいます。

とくに自分がアスペルガーであることを意識して、得意なことと不得意なことの自覚ができている人は、どんな分野でも成功できると思います。

「ちょっと変わったできる人」を目指そう

「あの人、変わってるね」とか「みんなと馴染めないね」と言われる人は、周りにわといますよね。

そういう人は概してコミュニケーションが下手で、孤独だったり、寂しい毎日を送っているように思われがちです。

医者の僕の目には、そうした人たちの何割かは、アスペルガーをはじめ発達障がいを抱えているように見えます。

それは街を歩いていても、テレビに出ている人を見ていても感じます。

「ああ、あそこにもいるなあ」と。

僕自身もアスペルガーなので、何か共振する部分があるのかもしれません。体の動きや表情でわかることもあるし、話し方からピンとくることもあります。

病院の診察室でも、発達障がいの人を数多く診てきました。

実際その中には、生きづらさを抱えてつらい日々を送っている人もいますが、社会的に成功している人も、家族に恵まれて幸せな人もたくさんいます。

各分野の第一線でバリバリ活躍している人も普通にいるのです。


だから、「孤独なんだろうな、寂しい人生なんだろうな」などと決めつけてほしくないのです。

最近自分がアスペルガーだとわかったという人も、「これからずっと生きづらい道を歩むのか」などと悲観する必要はありません。

そうだとわかったなら、かえって自分の個性や才能を生かす道が見えてくるでしょう。あとは人生の楽しみ方を考えながら、「ちょっと変わったできる人」を目指せばいいのです。

こうして生きていけば うまくいく

原因がわかると自分と向き合う姿勢が変わる

人間関係がうまくいかず、「生きづらさ」を抱える人。その原因や対処法を、第1章〜第3章を通じてさまざまな面から述べてきました。

僕自身の恥ずかしいような過去もカミングアウトしたのは、周囲との違和感を抱えていたり、周りとうまくやっていけないと感じている人は、どこにでもいることを知ってほしかったからです。

そして、それは単に性格や気の持ち方の問題ではなく、僕がまさにそうであるように、アスペルガー症候群などの発達障がいが原因になっている可能性がありますよ、と認識してほしかったからです。

仕事柄、発達障がいの人たちに接する機会は多く、発達障がいが生きづらさの原因となることは、もっと多くの人に理解してもらうことが必要だと感じています。

なぜなら、原因を知ることで、まず格段に気分が楽になります。

モヤモヤした違和感や漠然とした不安がすーっと消えていきます。

さらに、「そうだったのか」という気づきから、「じゃあどうすればいいのか」「何に気をつけるといいのか」という前向きな姿勢が生まれます。

自分はうまくいかない、周囲に理解されない、という後ろ向きな姿勢（あるいは足元ばかり見ているしょんぼりした姿勢）が、ふっと変わるのです。

◯生きづらさが武器になる理由

じつはアスペルガー症候群は生まれつきのもので、とくに有効な治療法というのは確立されていません。問診を中心に、その人に応じたさまざまな指導を行うのが現在の治療の基本です。

それでも生きづらさの原因を知ると、自分を客観的に見て、行動や考え方の分析ができるようになります。違和感を抱えたまま、ただ漠然と自分や他人を責めるより、ずっと健全な心でいられるようになります。

特性がわかってくるので、「弱みもあるけれど、じゃあ自分のいいところを伸ばそう」という判断ができます。

生きづらさの原因を知り、自分を知ることは、「強みを生かす」という武器になるのです。

たとえばアスペルガーの人には、特定の物事への興味やこだわりが強い、という特徴があります。僕も小学生の頃、ラジコン模型作りに凝って、それをやっているときは長時間集中できるということがありました。

その強いこだわりや集中力は、専門性の高い職能を獲得することに生かせるはずです。何でも無難にこなせるゼネラリストは無理でも、特定分野のスペシャリストを目指せばいいのです。

〝弱みを強みにして〟仕事選びに生かす

原因や自分の特性がわかれば、それをぜひ仕事選びにも生かしてほしいと思います。

これから就職活動をするという人も、現在の仕事が合っていないと感じて、新たな職場を探そうという人も、自分の特性に合った道を選んでほしいと思います。

コミュニケーションがどうしても苦手と自覚できれば、対人交渉が多いとか、人間関係が密で上下関係が厳しい職場は避けようという判断ができます。

選ぶ職種によっては、自分の弱みを強みに変換できることもあります。

人との会話が苦手で、自分の話がなかなか相手に理解してもらえないという人は、あまり人と顔を合わせずに、自分の技術で一人でできる仕事、たとえば、コンピュータ・プログラマー、SE（システムエンジニア）、技術系の職人などの道があります。

凝り性でこだわりが強い人は、技術職でも和食の料理人や菓子職人、フレンチのシェフなども考えられます。日本の修業制度や厳しい上下関係はつらいという人は、海外で学んでオーナー・シェフを目指すという道もありますね。

アスペルガーの人に関して言うと、接客や顧客対応の多い仕事や、常に時間に追われて、予定変更や至急の業務が多い職種は向かないと考えたほうがいいです。人に干渉されず、自分のペースでコツコツと進められる仕事がいいですが、実際、研究者やアーティストの道に進んで名を成す人も多くいます。ややハードルが上がりますが、医者や弁護士という独立した職業にも多いですね。

転職を考える人も、もし現在の職場に自分を理解してくれる人が増えていれば、新たな職場ではまたゼロから理解を求める時間が必要になることを考え、慎重な選択をしてほしいと思います。

「TO DO リスト」で簡単スケジュール管理

どうしても段取りが悪い、時間管理が苦手だという人は、自分がやるべきことを視覚化してスケジュール管理する方法をとってみましょう。

有名なものではアメリカのノースカロライナ州立大学で研究された自閉症児らのための指導法（「TEACCH」）があり、これは「時間・空間・活動」をそれぞれ視覚的に区切って理解しやすくする手法で、成人したアスペルガーの人にも有効な方法とされています。

これを応用して、時間の視覚化（構造化）をやってみましょう。

記入にはシステム手帳のリフィルを利用してもいいし、自分で専用のノートを作ってもいいと思います。

①まず一日のタイムスケジュールを書き出して行動の流れを把握します。

②さらに週間・月間の予定表を作って、今週やること、今月やることを確認しておきます。

ここからが大事です。

③毎朝、朝の十五分を利用して「今日やること」のリストを作るようにします。仕事なら、ミーティング、レポート提出、会議資料のコピー、商品サンプル確認、メー

ルチェックなど、やることを（五〜七点までと数を決めて）書き出します。

④今日やることリストに、「A」「B」「C」の優先順位をつけていきます。

「A」絶対に今日やること
「B」なるべく今日やること
「C」明日でも大丈夫なこと

⑤「A」が複数あるときは「A1」「A2」「A3」としてさらに優先順位を決めます。

この一連の流れを、朝の十五分の日課にして習慣づけるのです。

一日のスタートにその日のスケジュールが視覚的に整理でき、時間のロスを減らして段取りよく行動できるようになります。

自律神経のバランスを保つ心がけ

これはストレスと体調の関係を知っておくための話です。

自律神経は、内臓や血管の働きをコントロールし、心拍、呼吸、排泄《はいせつ》、体温調節など、人の生命活動全般に深く関わっています。自律神経の働きは自分の意志ではコントロールできません。

この自律神経は、交感神経と副交感神経という相反する働きをする二つの神経から成り立ち、ストレスとも大きく関わっています。

体を動かしているとき、緊張しているとき、ストレスを感じているとき、交感神経は優位に働きます。その間、副交感神経は休んでいます。

休息しているとき、リラックスしているとき、眠っているときは、副交感神経が優位に働いています。その間、交感神経は休んでいます。

この二つの神経がバランスよく働くことで、人は心身の健康を保つことができるのです。副交感神経が優位に働くときは、体のすみずみまで修復が行われ、疲労を回復させます。

ところが、ストレスを受けやすい人は、交感神経が優位に働く時間が長く、副交感神経の働きが弱まってしまいます。

すると、すぐイライラしたり、倦怠《けんたい》感、肩こり、頭痛などが起きやすくなり、睡眠の質も落ちていきます。寝不足が続いたときも、こうした症状から心身の不調が続いてしまうことがあります。


生きづらさを感じる人は、いわばストレスを受けやすい敏感な人です。

とくにアスペルガーの人は、強いストレスを受けたり、ストレスがたまってくると、五感の過敏さがいっそう顕著になる場合があります。

自宅や職場での騒音や人が立てる物音、食べ物の異臭やタバコの匂い、照明やテレビなどのチカチカ眩しい光。それらに過敏な反応が出ると、それがさらに強いストレスとなり、悪循環となって自律神経のバランスが崩れ、体の不調にまで及ぶことがあります。

「なんだか過敏になっている」と感じたら、ストレスがたまり始めたサインかもしれません。ストレスを感じたら、ため込まずに早めに解消してしまうのがいちばんです。うまくストレスを解消する簡単な方法を見つけておきましょう（P119第3章コミュニケーション力UP2参照）。

食事管理で意欲と体調をキープ

日本は食べ物が豊かで、どこでも美味しいものを食べられます。

外食に限ってみても、和食に中華、イタリアンにフレンチ、ハンバーガーショップにインド風カレー店まで至るところにあり、コンビニでも弁当やおにぎりがすぐ手に入ります。

そうして毎度美味しいものを口にしているうち、どうしても摂りすぎになってくるのが「糖質」です。

ご飯やラーメン、うどん、パスタ、パン、ケーキ、いも類など、糖質の多いものを食べると、急激に血糖値が上がります。これは交感神経への刺激となり、自律神経のバランスを崩してしまうのです。

前項で述べた高ストレス状態と同じになってしまうので、せっかくストレスを解消させても意味がなくなってしまいます。

また神経伝達物質の分泌に異常をきたし、〝やる気ホルモン〟と呼ばれるドーパミンの量が減るため、意欲が低下したり、うつ状態になることがあります。

ご飯や麺類をお腹いっぱい食べると、だるくなり、眠くなりますが、その前に満腹感とともに、「あーシアワセ」という幸福感が脳にもたらされますね。

これは〝脳内麻薬〟とも呼ばれるβエンドルフィンの作用によるもので、これには中毒性があり、そのため「また食べたい」「やめられない」という糖質依存や炭水化物中毒と呼ばれる状態に陥りやすいのです。

食べ物に罪はありませんが、糖質は人のやる気をなくさせておいて、「また食べてね」と中毒性で誘惑する厄介な食べ物なのです。もちろん取り過ぎれば肥満や生活習慣病にもつながります。

糖質制限で頭をスッキリさせる

僕自身は糖質制限をしていて、ふだんご飯はまず食べませんが、やむを得ず口にしてしまい、大失敗したことがあります。

あるテレビ番組への出演依頼があり、スタジオの控え室にいたら、三時間も待たされたのです。

局が用意したお弁当は食べずにいましたが、さすがに三時間も経つとお腹が減り、「おかずだけならいいか」と少し食べたのです。それでやめればよかったのに、空腹のあまりご飯も口にしてしまい、結局全部食べてしまいました。

食べ終わったら一気にだるくなってしまって、「これは眠い、だるいなあ、参ったなあ」と思ったとき、「本番です！　出てください」と声がかかりました。

スタジオに入っても、もうこっちはやる気がなくなっていて、機嫌も悪い。

何か聞かれてもぶすっとして「わかりません」なんて言って、あとは黙っている。

おまけに、やる気なさそうに横を向いてメガネを拭いているところを撮られて、オンエアされてしまったんです。

空気も読めないし、「もう、アスペルガー丸出しじゃないか」という映像でした。

糖質を取るのをやめてみると、食後のだるさや眠気がなくなり、心身が軽快になり、意欲が増すのがわかってきます。糖質摂取を完全にやめる「断糖」をすすめますが、極力減らす「減糖」でもある程度効果は出ます。あきらかに変わります。

さらに、「断糖」は統合失調症の治療効果もあります。断糖を三日続けると、薬なしでも統合失調症の幻聴や妄想といった症状は消えます。ただしその状態を維持するためには、断糖をずっと続けていかなければなりません。

こうした分野の研究はまだ途上と言えますが、食物摂取の影響が脳にもたらすものはかなり大きいことがわかっているので、けっして無視できないのです。

食事と栄養剤で脳をいたわる

これは発達障がいの診断を受けた人向けの話になります。

発達障がいの治療には薬物療法もありますが、普通の薬はどうしても副作用が出やすいので、僕は極力使いません。ビタミン剤を処方して、あとは食事の指導をします。

発達障がいは脳機能の障がいなので薬の影響が出やすく、副作用も大きいということがあり、かえって状態が悪くなることがあるのです。

同様に、食べ物で摂取したものの影響も出やすいと考えられるので、糖質を食べたあとドーパミン低下が起きて眠気やだるさに襲われるというのが、発達障がいの人はとくに顕著に表れる傾向があります。

アスペルガー症候群の人が意識して取ってほしい栄養素が、ビタミンB6です。マグロや、カツオ、サバ、牛レバー、鶏ササミ、ニンニクなどに多く含まれます。

これは自閉症の人などに不足しているとされる脳内のドーパミンやセロトニン（いずれも神経伝達物質）の合成に不可欠な栄養素です。ただし多量摂取した場合の副作用を防ぐため、マグネシウムも一緒にとってもらいます。

自閉症やうつ病の人に見られるうつ症状というのは、ドーパミンとセロトニンが不足している状態で、よくある抗うつ薬というのはそのドーパミンやセロトニンを増やす目的で処方されます。

食事では、糖質は控えて、タンパク質を肉や魚でしっかり取ってもらいます。これはドーパミンやセロトニンなどのホルモン生成の原料になるので必須です。

あとは補酵素としてビタミンC、それと鉄と亜鉛とビタミンB6。この辺が重要です。タンパク質は食事でとってもらい、こちらではビタミンCやビタミンB6を処方することが多くあります。

鉄と亜鉛も少ない状態の人が多いので、血液検査をして必要があれば鉄剤やヘム鉄をすすめ、亜鉛はサプリをすすめることが多いです。

検査すると亜鉛はほとんどの人が足りていません。不足すると免疫力低下や味覚障がいが起こることがあります。食事でとるには、亜鉛はカキやカツオ、牛肉、チーズなどに多く含まれます。

苦手なところでは勝負しない

アスペルガー傾向の強い人は、得意なことと苦手なことのギャップが大きいことが多いと何度か述べてきました。

自分でもできること、できないことがよくわかっていないときは、「仕事、人付き合い、会話、趣味、娯楽」など、分野を大まかに分けて、得意・苦手の両方をノートにリストアップしてみましょう。

パソコンゲームが得意、簡単な料理が得意、細かい作業が苦手、グループでの行動が苦手……など思いつくものをすべて書いて仕分けしていくと、自分の興味の方向や得意分野、苦手分野がはっきりしてきます。

あらためて自分の特性がわかってきたら、苦手なことはもう「自分には向いていない」と割り切ってしまうことも必要です。

そして「得意なところで勝負して、苦手なところでは勝負しない」という基本方針を決めてしまうことです。

苦手でもどうしてもやる必要があることは、そこそこやればいい。勝負は捨てて、5割できなくても4割できればいいと、そのくらいの気持ちを設定しておく。そう決めると、よけいなものが入ったリュックを下ろしたように気分が軽くなります。

もし「得意なことが思いつかない、何もない」という人は、とりあえず可能性のあるものを大事にしてみましょう。

得意というほどじゃなくても、苦手とまでは言えないもの。そのうちとくに好きなものを伸ばそうと考えましょう。新たに自分の「得意なもの」を得る可能性があるのですから、悲観する必要はありませんよ。

「努力して苦手なことや弱点を克服しよう」なんて考えることが、いちばん心の負担になり、生きづらさの元になります。

人を頼ってどんどん周りの手も借りる

社会生活をしている以上、苦手なことをいつも避けて通るわけにはいきません。

仕事をしていれば、いやでもやらなければならないことが山ほどあります。

自分の特性や興味の方向に合った仕事を選べたとしても、苦手なことは必ず出てきます。

そういうときは、思い切って誰かその方面に得意な人を頼るというのもよい選択だと思います。苦手なことは「得意な人にやってもらう」のです。


たとえば、交渉ごとや事務処理が苦手なら、得意な先輩や同僚に思い切ってお願いしてしまう。代わりに自分が得意なことをその人の分もやらせてもらうのです。

「先輩にお願いしたほうが間違いないので」など、相手の自己重要感を高める言葉でお願いし、代わりにやる自分の得意な作業は〝倍返し〟くらいのつもりで精一杯力を発揮すればいいでしょう。

さらに言うと、相手の自己重要感を高めるコツがつかめると、周りの多くの人の協力が得られるようになり、どんどん人の手を借りられるようになります。

職場に自分の理解者を作ることも大事です。

アスペルガー傾向の強い人は、コミュニケーションが苦手だとか、曖昧な指示だと混乱してしまうなど、自分の特徴を隠さず伝えておける相手が一人いれば、仕事のしやすさはずいぶん変わります。

信頼できる上司や先輩がいれば、早めに伝えておくことを考えましょう。

あなたの理解者が誰もいなくて、「変わっている」「普通のことができない」などといつまでも誤解や中傷を招いていると、職場の協調性も仕事の効率も下がります。

関連して思い出しましたが、僕が以前、不登校になった自閉症児童の相談を受けていた頃、クラスの何人かにその子の「応援団になってもらう」ということをやりました。ちょっとできる子とかボス的な子を選んでリーダーになってもらい、父兄にも協力してもらって、モデリングというのをやったのです。

自閉症の子に「あの子の真似をしてみなさいね」と言って、リーダーを手本にして行動してもらう。なおかつ、数人の子で応援団を作る。

そうすると、頼まれた子供たちは自己重要感が高まるから、すごくやる気を出すわけです。リーダーも応援団の子たちも一生懸命やってくれて、お互いの自己重要感が高まって、クラス全体の雰囲気がよくなっていったのです。

これは小学生のケースでしたが、仕事の環境でもそういう職場作りができたらいいのにな、と思います。

こだわりのエネルギーを上手に使う

最近の若い人は、物にもお金にもあまり執着がなくて、趣味を聞いても「広く浅くいろいろです」とか「いや全然なくて」なんて答えが返ってきます。

一方で、一つのことに執着したり、自分が強い関心を持つものに非常にこだわるというアスペルガー的体質の人がいます。

こだわりを持つというのは、特定のものにエネルギーを向け続けているということです。

だから、たとえば昔から大好きなミュージシャンがいて、「一生ついていきます！」というほどの思いは、そのまま強いこだわりとなり、その人の「生きる力」になっていたりします。

趣味がまったくないとか、とくに好きなものもないという人は、執着もこだわりもないので、発しているエネルギーも弱々しい感じを受けます。

こだわるというのは、すごいエネルギーがあるということなのです。

かつて僕が、重度の知的障がいがある自閉症の子供たちのトレーニングをやっていたとき、妙なことにこだわる子がけっこういました。そういう子の指導は一見大変そうなんです。

でも、こだわりがある子のほうが結果的には指導しやすかった。

その子が発しているエネルギーをうまく導くと、何かやろうとするので、活動ができるし、いろいろ覚えていくのです。

全然何もしない子、こだわりもなくて興味の薄い子のほうが、むずかしいのです。

コップを並べたり配膳をやらせたり、何か組み立てをやってもらうとか、こだわりがあって最初は大変な子が、教えるとどんどん自分でやるようになっていきました。


やはりこだわりは、エネルギーが強いということ。

そのこだわりのベクトルをうまく導くだけで、どんどんいい方向に進展します。

人一倍こだわりがあるという人は、そのベクトルさえ間違えなければ、人生のいろいろな面でうまくいくようになると思います。

自分が楽しめる時間がいちばん大事

僕は若い頃からゴルフをやりませんでした。

医者仲間や、医療法人の理事さんとか、いろいろな付き合いの方々からさんざん誘われても、「僕、やらないので」と断って結局やらなかったのです。

普通は偉い人から誘われたら必死に練習して行くのに、そういうのはまったくなし。

僕にはゴルフが面白いとは思えなかったからです。

人付き合いが悪いとは思うけれど、楽しくないことをやりに行く必要はないと思っていました。

その代わり日曜日は、クルマ仲間の集まりに行ったり、自分が好きなことをしていました。

この本の最後に伝えておきたいのは、「自分が心から楽しめる時間を持つ」ことを何より大事にしてほしいということです。

自分の好きな時間、一人で自由にのびのび過ごせる時間。

それをなくしてまで、付き合いの幅を広げる必要はありません。

コミュニケーションのためにと、無理に周りに合わせる必要もないのです。


人間関係の処世術も、コミュニケーションスキルも大事ですが、それらを忘れて心身ともにリラックスして楽しんでいるとき、「生きづらさ」からいちばん離れた素の顔が現れるのだと思います。

それこそが本当のあなた自身の姿だし、それを大切にしてほしいと思います。

付録

その「生きづらさ」、誤診されていませんか？

□自閉症スペクトラム障がいの診断は簡単ではない

発達障がいやアスペルガーという言葉が身の回りでよく聞かれるようになり、「自分もそうなんじゃないか」と不安になって、精神科や心療内科を受診される方が増えてきました。

結果、自分は発達障がいだったとか、ＡＤＨＤ（注意欠陥・多動性障がい）だったという診断をもらい、なんらかの改善策や心構えを助言されて、また同じ生活に戻って行く方が多くいます。

それ自体は悪いことではなく、抱えていた生きづらさの原因にようやく納得したり、これから暮らしていく上で新たな対処ができるようになる人もいるでしょう。

ただ、看過できない現状として、発達障がい（最近では「自閉症スペクトラム障がい」と統一して呼ぶことが多い）に関しての正しい知識がまだまだ一般に伝わっておらず、自己判断での誤った思い込みや、実際に受診しても誤診されるケースが少なくないということがあります。

そのため、せっかく病院へ行っても、正しい助言が行われず、職場や友人同士の間でも誤解を受けたままで、何も環境が変わらないということが起こります。

本人の生きづらさは改善されず、人間関係もどんどんまずい方向へ行く、というケースが後を絶ちません。

僕の病院へ来たある患者さんは、以前の病院で統合失調症と診断されて、かなり悩まれていましたが、診察すると重度ではない自閉症だったというケースもあります。典型的なアスペルガー症候群なのに、統合失調症やうつ病と診断されていた例もあります。

つまり、残念ながら専門医以外では、自閉症スペクトラム障がいの正しい知識と診断技術を持つ医師はまだ少ないということです。

□「心の痛み」を放置してはいけない

もし「生きづらさをなんとかしたい」と思うなら、必ず専門医のいる病院へ行って診察を受けることが大事です。

たとえば僕のところへ来た方には、「今職場で何か困っていることはありませんか」などの質問をして、具体的に話してもらい、詳しい問診を重ねて、「こうしたらいいですよ」

という直接のアドバイスをするようにしています。必要を感じたときはビタミン類などの処方をします。

アドバイスしたことを実生活の中でやっていただいた上で、次に来院したときに、それで何か変化は起きたか、よくなったこと、変わらなかったことをよく聞いて、また必要なアドバイスをします。

だから、「ときどき来てアドバイスを受けてください、それで不都合なところをどんどん消していきましょう」というのが僕の基本のスタンスです。

ところが専門的な知識がないと、データだけを見て薬を出して、「また何かあったら来てください」という単純作業のような診察で終わらせてしまうケースも現実にあるわけです。これではマニュアルだけの作業と変わりません。

診断基準は満たしていないけれど、アスペルガーや自閉症的要素があって、困っている人はたくさんいるわけです。しかし、診断基準に合っていない、テストしても条件を満たしていない、「だから違いますね」となって、そこで終わってしまうこともあります。

たとえば、これは精神医療の話とは別ですが、患者さんが「足が痛くてしょうがない、折れているのではないか」と来ているのに、あらゆる検査をやっても悪いところが見つからない。データにも出ていない。すると医師は「何もないので大丈夫ですよ」と帰してしまいます。

しかし、現実に患者さんは「痛い痛い」とずっと言っている。結局、いくつもの病院を訪れて、やっと骨折が見つかって「折れていますね」と言われる。患者さんは「だから最初から言ってたじゃないか、折れてるって」と怒りますよね。これは実際にあった話です。

同様に考えれば、自閉症やうつ病、アスペルガーなどによる患者さんの心の痛みを正しく診ることができず、放置されてしまう危険性も、ないとは言えないのです。

□新たな治療法の可能性も見えつつある

精神疾患や脳機能障がいは原因がわかっていないものが多いので、その原因になるものを除外する「原因療法」というのがまずできません。

ここに診察や治療のむずかしさがあります。

たとえば、腸内細菌叢（腸内にたくさんいる最近のグループ。「腸内フローラ」とも。健康な人のそれを一部不健康な人に移植して治療を行う）の移植で腸内細菌を改善していくと、自閉症やうつ病の症状がよくなるという報告があるので、腸内細菌も関係している可能性があります。

しかし、それが脳の神経伝達物質にどういう影響を与えているのかというのがなぞなわけです。腸内細菌叢の移植と脳との関係は、大学病院ですでに研究しているところがありますが、まだ日々進化の途中の分野なのです。

ほかに「オーソモレキュラー療法」といって、代謝に必要な栄養素で足りていないものを探して、サプリメントで強化するというやり方でも、自閉症がよくなると言われています。効果は個人差がありますが、患者さんたちのなかには少し楽になったという人は確かにいます。栄養療法では、うつ病などもビタミン類で改善することがあります。

僕のところでも、ビタミンC、ビタミンB6、鉄、亜鉛などを使ってうつ症状が少し改善するなど、実際の治療効果は若干見られます。

アスペルガーや自閉症の人は薬の副作用が顕著に出やすいので、ビタミン類の栄養療法やサプリメント系を投与したほうが患者さんも楽だということがあります。

また糖質制限や「断糖」による改善は、少しずつ精神科医にも浸透してきているので、地方から患者さんが地方の病院の紹介で来院されることも増えました。

いずれにしろ「自閉症スペクトラム障がい」も一般の病気と同じで、放っておいては何も改善しません。それが生きづらさの原因なのか、また別の問題もあるのか、そうした判断がつくだけでも、診察を受ける意味はあると思います。

構成　宮下　真
ブックデザイン　建山　豊（アンフォルメル）
編集協力　山守麻衣
校正　玄冬書林
協力　金成泰宏（マスターマインド）
編集　内田克弥（ワニブックス）

自分の「人間関係がうまくいかない」を治した
精神科医の方法

著者　西脇俊二

2018年7月25日　初版発行

発行者　横内正昭
編集人　青柳有紀

発行所　株式会社ワニブックス
〒150-8482
東京都渋谷区恵比寿4-4-9　えびす大黒ビル
電話　03-5449-2711（代表）
　　　03-5449-2716（編集部）
ワニブックスHP　http://www.wani.co.jp/
WANI BOOKOUT　http://www.wanibookout.com/

印刷所　株式会社光邦
製本所　ナショナル製本

ISBN 978-4-8470-9699-0